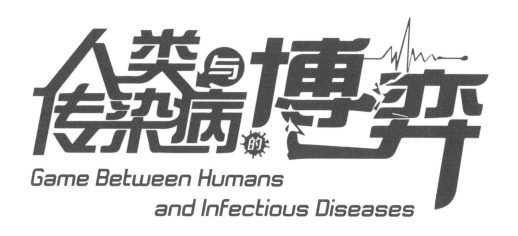

Game Between Humans
and Infectious Diseases

苏国民　付萌萌　袁　正◎编著

科学出版社

北　京

内 容 简 介

　　传染病曾被称为瘟疫，一直是人类健康的主要"杀手"之一。翻开历史就会发现，人类的发展史就是一部与传染病的博弈史，人类始终勇于同传染病进行着顽强的斗争。在无数次与传染病较量的过程中，人类不断总结经验和教训，推动着医学诊治、防控方式的不断进步与发展。本书围绕"人类与传染病的博弈"这一主题，讲述人类对传染病认知探索的历程，展示科技创新成果，在传染病研究、治疗、控制与社会治理方面的新方法、新成就。我们通过系统了解人类与传染病的博弈史，辩证看待传染病的存在，思考未来如何与传染病或病原微生物共处。

图书在版编目 (CIP) 数据

　　人类与传染病的博弈 / 苏国民，付萌萌，袁正编著. —北京：科学出版社，2022.4

　　ISBN 978-7-03-071559-3

　　Ⅰ. ①人… Ⅱ. ①苏… ②付… ③袁… Ⅲ. ①传染病防治—医学史—世界 Ⅳ. ① R183-091

　　中国版本图书馆 CIP 数据核字（2022）第 030727 号

责任编辑：王亚萍 / 责任校对：刘 芳
责任印制：师艳茹 / 整体设计：楠竹文化

编辑部电话：010-64003228
E-mail: Wangyaping@mail.sciencep.com

科 学 出 版 社 出版
北京东黄城根北街 16 号
邮政编码：100717
http://www.sciencep.com

北京九天鸿程印刷有限责任公司 印刷
科学出版社发行　各地新华书店经销
*

2022 年 4 月第 一 版　开本：720×1000　1/16
2022 年 4 月第一次印刷　印张：12
字数：150 000

定价：**68.00 元**

（如有印装质量问题，我社负责调换）

前言

　　有病理学家说过："人类的历史，即其疾病的历史。"在人类文明的进程中，永远有疾病相随。在所有的疾病中，传染病因其传染性，往往更令人心悸。

　　传染病是由病原体引起的能在人与人、动物与动物，或者人与动物之间相互传播的一类疾病①。病原体中大部分是微生物，小部分为寄生虫等，由寄生虫引起的又称寄生虫病。传染病的特点包括有病原体、传染性和流行性、感染后常有免疫性，有些传染病还有季节性或地方性的特点。传染病的分类并不统一，目前我国根据传染病的传染性把传染病分为甲、乙、丙三类，其中鼠疫和霍乱为甲类传染病；严重急性呼吸综合征（SARS，曾被称为传染性非典型肺炎）、新型冠状病毒肺炎（COVID-19，简称为新冠肺炎）、艾滋病、病毒性肝炎、脊髓灰质炎等27种为乙类传

---

① 虽然植物也会受到包括植物病原体（如病毒和细菌）的攻击，使植物生病甚至死亡，但植物的传染病并不会跨界传染给人类或其他动物。

染病；甲型 H1N1 流感、流行性感冒、流行性腮腺炎、风疹引起的出血性结膜炎、麻风病、手足口病等 11 种为丙类传染病。

传染性是传染病与其他类别疾病的主要区别，这意味着病原体能够通过不同途径传染给他人。通常这类疾病可借由直接接触已感染的个体、感染者的体液及排泄物、感染者所污染到的物体等方式进行传播，有些也会通过空气、水源、食物、土壤等途径进行传播，还有的可以通过母婴传播的方式由亲代传给子代。

在人类历史上，由传染病导致的大型瘟疫一次又一次地给人类社会带来深重的灾难，也成了很多人挥之不去的梦魇。

2019 年出现的不明原因肺炎疫情被病毒学家确认其罪魁祸首为一种新型冠状病毒，后被国际病毒分类委员会正式命名的 SARS-CoV-2。该病毒导致的新冠肺炎在全球范围内传播，给人类社会带来巨大的生命损失和社会危机。这样的局面让我们不得不重新思考传染病，尤其是重大疫情对人类的挑战及防控策略。

在历史上，传染病给人类带来过哪些灾难？人类是如何逐步深入认识各类传染病的？在现在和未来，人类在传染病面前又将面临哪些新的挑战？怎样进行科学的应对？这正是《人类与传染病的博弈》一书想让读者了解和思考的问题。

本书共分为六个章节，即第一章"古代欧美帝国和文明的梦魇"、第二章"传染病与古代中国"、第三章"发现隐秘的世界"、第四章"传染病的对抗和控制"、第五章"新型病毒冲击波"、第六章"传染病知识问答"，横贯古今、纵览中西，从人类应对传染病的历史出发，对多种传染病及其防控措施予以梳理和介绍，希望让读者对传染病的防治有一个更为全面的认识。

纵观全球历史，人类与传染病的博弈从未停歇，传染病对人类文明产生过深刻的影响，有时比战争带来的影响更为惨烈，甚至能"扭转"历史走向。譬如本书第一章将要介绍的关于罗马帝国衰落的故事：从公元 165 年开始，罗马帝国暴发瘟疫，几乎一天就造成 2000 罗马人死亡，两位罗马皇帝也先后染疫而亡，这场瘟疫足足肆虐了 7 年才趋于消停。然而人们并没有轻松多久，公元 191 年，瘟疫再度大规模暴发，给罗马帝国以重击。据统计，前后两次瘟疫流行使罗马帝国的死亡率达 10%～20%，大约有 750 万～1500 万人被瘟疫夺去生命，罗马帝国逐渐走向衰败。早在公元前 5 世纪，希腊雅典就几度遭到瘟疫的袭击，导致大量官兵死亡，连当时的执政官伯里克利（Pericles，约公元前 495 年～前 429 年）也不能幸免。瘟疫的侵袭使雅典输掉了与斯巴达的战争，古希腊文明的黄金时代从此失去光泽。

在欧洲漫长的中世纪^①时期，鼠疫等严重传染病更是重创欧洲社会。随着欧洲殖民者踏上美洲土地，对外来传染病缺乏抵抗力的印第安人遭遇空前的浩劫。传染病不仅导致印第安人的人口总数急剧减少，很可能还是导致以玛雅文明为代表的印第安文明的彻底衰落的原因之一。在中国古代，传染病也曾一次又一次地肆虐中华大地，幸运的是，这片土地上的人们不断总结经验、寻找应对和治疗策略，让中华文明得以延续。

人类遭遇的传染病灾难也间接推动了科学的发展与进步，如欧洲在中世纪的传染病梦魇中逐步发展出近代传染病学与医学，并在其他科技领域，尤其是显微镜等科学装备的发明和现代生物学的迅猛发展中，让人们对传染病

---

① 欧洲将公元 476 年西罗马帝国灭亡至公元 1500 年的这段时期称为中世纪。

的认识达到前所未有的深度。疟疾、麻风病、天花、鼠疫等众多在历史上让人闻之色变的传染病，医学者也找到了应对的办法，天花病毒更是被人类彻底根除。

但因为在细菌、病毒等微生物世界里，我们目前的认知还较为有限，它们导致的传染病依旧是人类社会面临的巨大挑战和威胁之一。如果掉以轻心，可能会给人类社会带来巨大的浩劫和灾难。例如，新冠肺炎就是一个典型的例子。因为科技发展程度有限，国与国之间政治、文化等多方面因素的羁绊，很多疾病的暴发未能有效应对，导致一些传染病迅速在人际间传播，有些国家至今依然未能有效遏制新冠肺炎疫情的蔓延。

中国抗击新冠肺炎疫情的历程表明，全民团结是战胜传染病的基础。在应对疫情的过程中，我国不断总结经验，相互借鉴并以科学的做法，形成系统性的执行方案，因而能将疫情快速且成功地予以控制。

瘟疫是人类与自然的一场博弈。中国应对新冠肺炎疫情的事实表明，政府的治理能力、政府与民众的互动配合是成功的关键因素之一，这也是战胜疫情的重要条件。

随着科技的发展，一些疾病的危害程度被降低，尤其是近100多年以来，现代医学的发展及其他科学技术的发展和应用，让我们能够深入传染病的微观世界，并总结出一系列应对策略。也正是由于这些科学的应对方法，才能让我们摆脱或减弱传染病带来的危机。

人类与自然界经常在失衡与再平衡间徘徊，传染病依旧没有离我们远去，实际上它与我们是相伴而行的，因为细菌、病毒等微生物也是地球生物圈中的重要一环，它们中的绝大部分都会在地球上长期存在并不断进化。因此，人类需要学会的不是去完全消灭这些微生物，而是如何与其和平相处，以及做好科学防范和应对措施。特别是面对严重传染病时，我们更需要具有科学思维，充分发挥科学的力量和作用，筑造完善的、系统性的防御"长城"，唯有强化公共卫生体系建设，做到早期预警、快速响应、科学及精准防控，才能有效战胜疫病。

我们也需要深刻地认识到，人类在快速发展的同时，也让地球变成了"地球村"，反而便于传染病的传播。随着全球交往越来越频繁，在很多人类已知或未知的传染病面前，全球协作已成为多数国家或地区的共识。在严重传染病呈现出全球扩散的态势时，任何一个国家或地区都不能单独取得抗疫的彻底胜利，任何一个国家和地区都无法独善其身，而人类携起手来，以命运共同体的姿态应对传染病，才有可能在与重大传染病的"战斗"中赢得胜利。

从另一方面来看，科学技术的持续发展也会让人类应对传染病的"基石"更加稳固，合理利用科学技术可以增加人类与传染病斗争中获胜的砝码。

目　录

5 新型病毒冲击波

6 传染病知识问答

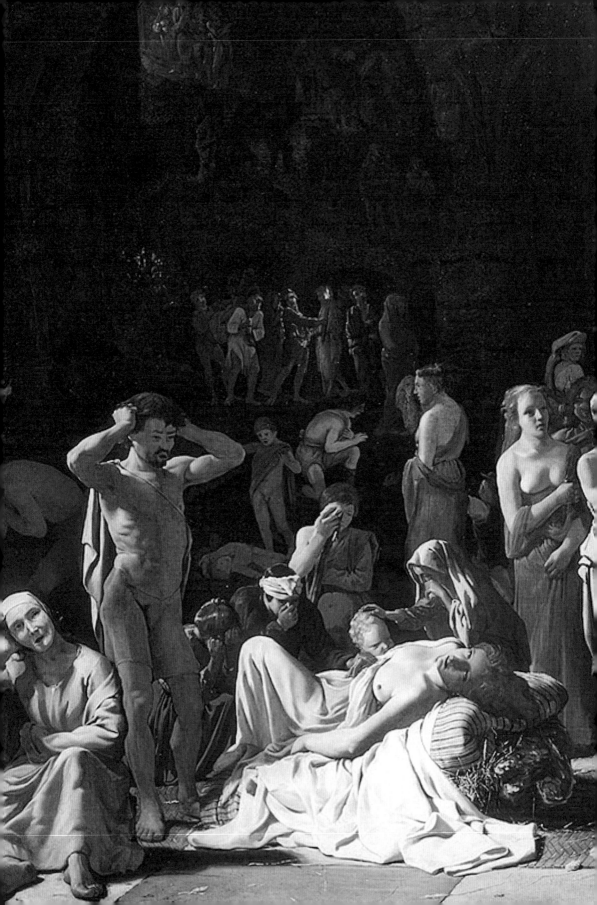

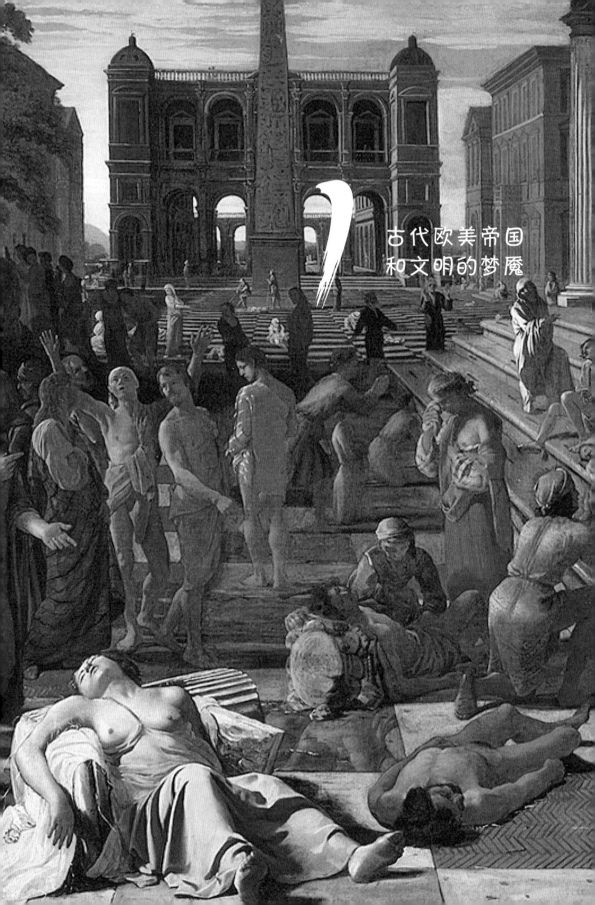

古代欧美帝国
和文明的梦魇

自人类社会进入文明时代之后，文字的发明让一些重大历史事件得以流传下来，同时也记录了人类的发展历程。正因如此，我们能够看到在古代社会中，传染病带给人类社会的巨大浩劫。

古希腊、古罗马文明曾是西方文明的两座高峰，"照亮"了西方文明长河的天空，但在传染病面前，这两大帝国也不堪一击。从某种程度上来说，传染病也间接导致古希腊和古罗马文明的衰落。欧洲中世纪的苦难、印第安文明的毁灭，也都与传染病有着莫大的关系。

古希腊、古罗马文明的衰落

公元前431年，中国正值春秋末期，赵、魏、韩三家正忙着分晋[①]。而在亚欧大陆另一端的希腊，一场持续近30年，对西方历史产生了深远影响的著名战争——第二次伯罗奔尼撒战争打响了。交战的双方是古希腊最强大的两个城邦——雅典和斯巴达，以及它们各自的盟友。雅典和斯巴达虽同属希腊，但两个城邦的政体截然不同。雅典是民主政体的代表，而斯巴达实行的是保守的贵族统治。

斯巴达一直被视为希腊首屈一指的强邦，以其严酷的纪律、贵族统治和

---

① 三家分晋的故事是指中国春秋末年，晋国被韩、赵、魏三家列卿瓜分的事件。在历史上，"三家分晋"被视为春秋之终、战国之始的分水岭，司马光将其列为《资治通鉴》的开篇之作。

军国主义而闻名，拥有极其强大的陆军，当时流传这样一种说法——没有人能正面战胜斯巴达的重步兵。而雅典是欧洲，甚至世界最古老的城市之一，其历史可追溯至 3000 多年前，现为希腊共和国的首都和最大的城市、欧洲重要的商业中心之一，被誉为"西方文明的摇篮"，也是欧洲哲学的发源地，对欧洲乃至世界文化产生过重大影响[1]。雅典的崛起无疑令旧霸主斯巴达感到威胁，双方关系日渐恶化，一场战争迫在眉睫。

雅典陆军虽处于劣势，却拥有强大的海军。时任雅典领袖的是著名政治家伯里克利，他决定因地制宜，在陆地上避免与斯巴达军队正面交锋，而从海路袭扰敌人的薄弱区域。由于掌握了制海权，雅典可以选择登陆点以攻击

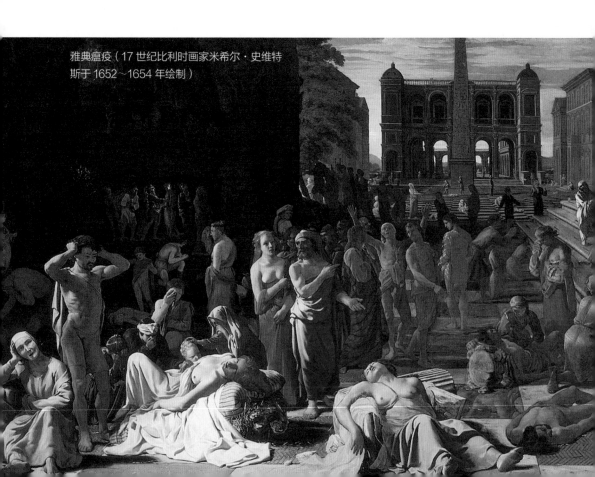

雅典瘟疫（17 世纪比利时画家米希尔·史维特斯于 1652～1654 年绘制）

敌人后方。雅典的优势是显而易见的，然而一场飞来横祸打乱了伯里克利的计划。开战的次年，也就是公元前430年，一场罕见的大瘟疫降临雅典。

当疫情突然出现时，雅典人以为是敌人在蓄水池里投毒所致，可后来疫情的发展证实了这远比投毒还要可怕。据说，这场瘟疫起源于埃塞俄比亚，随后传至埃及、利比亚等国家和地区，然后从海路传至雅典。

在那个遥远的年代，应对疫情最好的方法就是隔离。但对兵临城下、人满为患的雅典而言无法做到这一点。古希腊著名作家、史学家修昔底德（Thucydides，约公元前460～前400或前396年）完整地经历了这场瘟疫，他自己虽不幸染病，却万幸地痊愈了，所以我们才得以通过他的描述来了解这个人类历史上第一场有着详细记录的瘟疫。

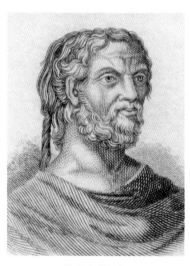

修昔底德画像

据修昔底德记载，这是一种从头部发起，并逐渐向全身扩散的疾病。患者最初的症状一般是发热、眼睛发红、舌头和喉咙出血、呼吸急促；中期症状一般有打喷嚏、嗓音变哑、胸痛、咳嗽；后期症状为腹痛、干呕、身体强烈抽搐、皮肤出现脓疮并溃烂。病人身热难耐，即使脱掉衣服也热得受不了，不得不跳进水中降温，这样做的结果是公共水源被污染。可怕的是，即使跳入水中，也于事无补，很多病人死于前期的发热，就算挺过这个危险期，也会随着全身溃烂和严重腹泻而逐渐衰弱，又会有很多病人死于这一阶段。即便少数病人最终能够存活，也会留下后遗症，一些人甚至因此致残。虽然有人能靠免疫力等因素幸存，但轻则失去记忆，重则失去手指、脚趾或生殖器等身体部位，或者使视力受损。

这种疾病直至今天仍是个谜，它的症状与天花、鼠疫、伤寒等多种传染病类似，但又不完全吻合。有些历史学家认为，雅典瘟疫这种病没法在现代医学中被确认，假使修昔底德的话可信，那是一种新疾病，而且它的消失也和它的出现一样神秘，或许这种致病的病原体 ① 早已消失，又或许随着时间推移，幸存者形成了所谓的"群体免疫"，当然，全社会也因此付出了惨重的代价。

这场可怕的瘟疫肆虐了雅典数年，直到公元前427年才逐渐消失，据说多亏了古希腊名医希波克拉底（Hippocrates，公元前460年～前370年）提出的治疗方法。当时困居在城内的希波克拉底，一方面积极调查疫情传染程度，另一方面探寻病因及解救方法。后来，他发现全城只有与火打交道的铁匠非常健康。由烈焰产生的隔绝与净化空气效果，让"医学之父"希波克拉底幸运地找到了控制疫情的方法。于是，他让雅典民众在街头燃烧带有香味的植物，利用香味成分净化空气。这个简单易行的方法，还会在之后的千年时间里，成为预防瘟疫的重要手段之一 [2]。

据说，这场瘟疫夺走了近1/4雅典官兵的生命，使雅典损失了大量宝贵的兵源。雅典"黄金时代"的缔造者伯里克利也染病而死。他的离世，间接影响到第二次伯罗奔尼撒战争的结果。公元前404年，雅典战败向斯巴达投降，辉煌不再的雅典与斯巴达签订不平等条约，接受斯巴达的领导。至此，

---

① 病原体是能够使宿主致病的各类微生物的通称，包括细菌、病毒、立克次氏体、支原体、衣原体、螺旋体、真菌和寄生虫等。

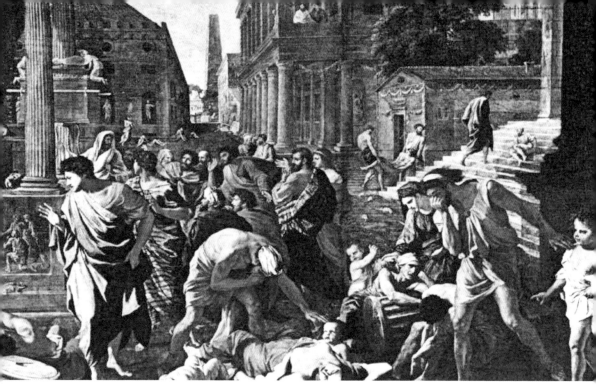

瘟疫导致雅典从"黄金时代"走向衰败

煊赫一时的雅典文明走向衰落。

　　导致雅典失败的原因有很多，但这场大瘟疫无疑是其中的重要因素 [3]。与雅典的命运相似，罗马帝国的消亡史更像一部瘟疫肆虐史。

　　罗马帝国是人类历史上另一重要文明，它曾是横跨亚、非、欧三大洲的超级帝国，地中海几乎是它的"内湖"。拥有如此灿烂的文明和广阔的地域，却因政治腐败、经济停滞、战争不断、社会混乱等导致其国力被慢慢消磨，并在瘟疫的肆虐中，最终消失在历史长河中。

　　进入公元 2 世纪，罗马帝国的疆域更加庞大，战争也越来越频繁。关于瘟疫的首次可靠性记载也出现在这段时期。

　　这场改变历史走向的瘟疫被称为"安东尼纳斯瘟疫"。

　　公元 165 年，罗马帝国的军队正在东部征战，一小队士兵洗劫了一座寺院，并把寺院金库的金币搜罗一空。他们欣喜若狂地满载而归，却不知也把

"魔鬼"带到了罗马。很快，从波斯到莱茵河地区，从高卢到日耳曼，一种可怕的疾病如疾风般扩散至整个欧洲，甚至更远的地方。很快，城市里尸横遍布，幸存者纷纷逃离自己生活的土地，罗马帝国变得一片萧瑟。

受疫情影响，战争计划推迟了4年。公元169年，罗马与马科曼尼人①的战争再次打响，但瘟疫并未走远，许多士兵在战场上死去，但身上没有出现伤口，也没有流血，就像睡着了一样，他们正是因感染瘟疫而死。

公元180年，这场瘟疫达到了传播高峰，当时的罗马帝国皇帝马可·奥勒留（Marcus Aurelius Antoninus Augustus，121～180年）也被感染，几天之后不治而亡。据推测，这场瘟疫至少持续了14年，死亡人数更是多得无法统计。此时的罗马帝国已混乱不堪，士兵知道如何作战，却不知道如何应对这种叫不上名字的疾病。如此强悍的帝国在疫情面前就像一个不知所措的新兵，毫无应对之力。

罗马帝国皇帝马可·奥勒留去世后不久，疫情便消失了。然而，这场疫情仅暂停了9年便复燃。根据罗马历史学家卡西乌斯·狄奥（Cassius Dio，150～235年）的记载，在罗马皇帝康茂德（Lucius Aurelius Commodus Antoninus，161～192年）统治时期，该传染病于公元189年再次暴发。卡西乌斯·狄奥写道，"这是我所知道的最为严重的一场疫情，通常在一天之内，罗马就有两千人因此而死去"。

根据当时记载的情况，病患初期有咽部发炎、发热和腹泻的症状，大多数患者在第九天会长出小脓包一样的疹子。据推测，这场疫情可能并非由一种传染病所致，而是几种不同的传染病在同一时期集中暴发。现代医学推

---

① 马科曼尼人，又称马可曼人。公元前100年后，定居在美因河流域的日耳曼部落。

断，安东尼纳斯瘟疫的主要元凶极有可能是天花。

这场持续甚久的大瘟疫，激化了罗马帝国内部的矛盾，再加上与外围部族征战不断，一时间造成社会混乱、人口减少、生产荒废、经济瘫痪。可以说，安东尼纳斯瘟疫是罗马帝国衰落的开始。

公元 3 世纪的前 50 年，瘟疫奇迹般地没有肆虐罗马帝国，但这段时期也并非风平浪静，外部入侵不断，让罗马帝国陷入战争泥潭。

公元 256 年，就在战争威胁加剧时，可怕的瘟疫又突然暴发，在随后的 15 年里，从埃及到苏格兰，从埃塞俄比亚到斯堪的纳维亚半岛，"瘟疫之神"的镰刀挥向欧洲。圣西普里安 [1] 等人对该传染病进行了描述，因此，后人把这场疫情称为西普里安瘟疫。

据说，该病与雅典瘟疫相似，起源于埃塞俄比亚，后经埃及传到欧洲。在该病流行期间，它从埃及传播至苏格兰后，很快蔓延至整个欧洲。这次瘟疫不同以往，会突然消失，然后在同一地区又再次暴发，传染性极强，无论是直接接触，还是间接的衣物接触，都可能造成感染。

圣西普里安在其《死亡论》一书中，把瘟疫的症状描述为，"腹泻使身体虚弱无力；骨髓中仿佛孕育着火焰，进而发酵成为咽喉部的炎症；不断的呕吐使肠道翻江倒海；眼部像着了火一样呈现出血后的红色；有时，脚部或肢体的其他部位由于受到这种疾病的侵袭，导致肢体腐烂，而不得不进行截肢……"

且不论这些症状究竟是由何种疾病造成的，西普里安瘟疫的破坏性之大，从下面这些文字中就可以体会："人们蜂拥进入大城市；只有最近的田

---

① 圣西普里安，生卒年为公元 210～258 年，罗马天主教教会、东正教教会架构的缔造者。

地得到了耕种，较远的田地已变得杂草丛生，变成狩猎用的围场；耕地没有任何价值，因为人口数量已经大大减少，少量的耕地所产出的粮食就足够养活人们……"

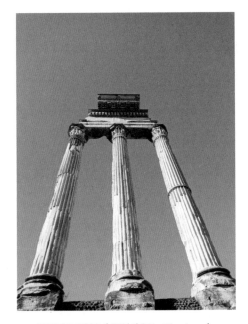

罗马帝国遗迹（图片来源：Pixabay）

15 世纪的荷兰画家希罗尼穆斯·博斯（Hieronymus Bosch，1450～1516 年）针对这场瘟疫甚至写道，人类已经"被彻底摧毁了，地球重新回到一片荒漠和森林的状态中，人们甚至不知道是否还有明天"。

由于罗马帝国的士兵人数急剧锐减，防御空虚，帝国的根基彻底动摇，政权也在瘟疫和战争的双重袭击下摇摇欲坠。但历史的车轮并未因此停滞。

公元 5 世纪末、6 世纪初，瘟疫暂时没有大范围流行，罗马帝国凭借曾经的"底子"勉强维持着庞大体量的运转。但这一时期，仍然是多灾多难的。

然而历史经验多次表明，自然灾害与疫情经常相伴而来。

赛贝尔（Valentin Seibel，1811～1878 年）在《查士丁尼大瘟疫》一书中记述，在长达 60 多年的时间里，一系列的地震、火山爆发、饥荒和瘟疫流行，给整个欧洲、亚洲等地区带来了极大的恐慌和动荡。公元 541 年，查士丁尼瘟疫暴发，这一次疫情没有再给东罗马帝国（拜占庭帝国）喘息的机会。拜占庭历史学家普罗柯比（Procopius，约 500～565 年）亲眼见证了这场瘟疫："无论你在世界的哪个角落、属于何种人种，以及处于何种季节，它都使你无处遁形。它所向披靡，迅速席卷了整个世界，不论男女老少，它都毫不留情……只有在夺走了相当数量的生命后，它才会意犹未尽地离开。"

据记载，瘟疫在拜占庭帝国停留了大概 4 个月，死亡人数从一开始的每天数十人，之后达每天 5000 人，最后每天有上万人死去，或者更多。"起初，每个人都参与埋葬自己的家人，这时，就已有人偷偷地或强行把死去的家人扔进他人的坟墓里，但后来，所有地方都变得混乱，甚至一点秩序都没有

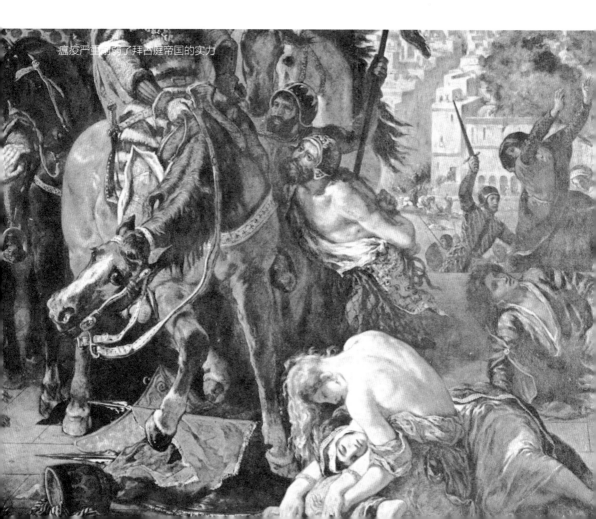

瘟疫严重削弱了拜占庭帝国的实力

了……再后来，挖墓的人无法跟上人们死亡的速度，他们干脆登上防御工事的塔楼，掀开其屋顶，然后把尸体乱扔在里面。所有尸体仿佛是失足掉在里面一样杂乱无章，然后再用屋顶把尸体盖住。几乎所有的塔楼里都填满了这样的尸体"[4]。

仅仅 4 个月后，拜占庭帝国的人口仅剩一半，到处笼罩着死亡的阴影。普罗柯比在书中详细描述了这次疫情的症状：发热、腹股沟或腋窝处会有肿块，有人身上长出黑色水疱，很多人会大口吐血而死。查士丁尼瘟疫被认为是以鼠疫和天花为主的复合流行病，也有专家认为仅是鼠疫流行。总之，这场疫情来势汹汹，在随后的 60 年里反复暴发多次。

从意大利到叙利亚，疫情肆虐之处，使很多地方几乎成为废墟，城市和村庄被遗弃，社会生产停滞，人口大量死亡，一片末日气象。拜占庭帝国甚至难以派出一支超过万人的军队，昔日所向披靡的帝国再也无法重现其辉煌。

欧洲中世纪瘟疫大流行

14 世纪四五十年代，对欧洲来说，是一个极为悲惨的时期。从公元 1347 年至 1353 年，席卷整个欧洲的是被称为"黑死病"的鼠疫大流行。据悉，它夺走了 2500 万欧洲人的生命，约占当时欧洲总人口的 1/3。

疫情从公元 1345 年开始，当时在黑海北岸的富庶古城——卡法，各种贸易活动像往常一样在街市上进行着，到处一片繁荣景象。谁也不会料到，人类历史上的一场浩劫将从这里蔓延。

这一年，威尼斯商人在城中大肆购买奴隶，导致金帐汗国①的主要兵源大量流失。金帐汗国的可汗札尼别一怒之下率领蒙古军队围攻卡法，卡法守军决死抵抗，双方就此开始了漫长的拉锯战。

1347 年，已经围攻了两年的蒙古军队疲态尽显，已没有那种剽悍狂野的喊杀声。守军以为他们要撤兵了，而实际情况并非如此。原来，围城的蒙古军队不知道从什么时候开始有很多士兵感染了一种怪病，患者会持续高热、流鼻血，紧接着在耳后、腋下、大腿内侧等部位出现奇怪的肿块，并伴随严重的皮下出血，以至于出血部位的皮肤肿胀成紫黑色，皮肤上还呈现很多黑色的斑点。这种疾病不仅传染性强，而且死亡率很高，接近 100% 的致死率，发病的士兵几乎没有活过三天的。

由于攻城无望，札尼别恼怒之下心生一计，他命人把病死的蒙古士兵放到投石机上，然后把尸体像巨石一样空投进卡法城，这被认为是人类历史中第一次细菌战。

难以计数的尸体被巨弩射上天空，向卡法城中飞去！城内的军人和居民被这疯狂的进攻吓坏了。当守军明白过来，这些尸体都是因染病而死时为时已晚。恐怖的病菌就像幽灵一样"爬"到守军士兵的身上，痛苦的呻吟开始在全城蔓延。在这无以名状的恐惧之下，守军终于崩溃，他们不顾一切地夺

---

① 金帐汗国一般指钦察汗国，是 13 世纪上半叶蒙古人建立的封建国家，又称克普恰克汗国、术赤兀鲁思，是大蒙古国的四大汗国之一。

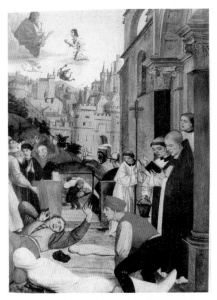

表现欧洲中世纪大瘟疫传播时期的绘画

船而逃，纷纷驶向欧洲其他地区，给蒙古人留下一座被恐怖瘟疫毁灭的死城。结果，被这种恐怖瘟疫所毁灭的，不只是卡法城……

1347 年 9 月，这种当时叫不上名字的疾病，随着航运，抵达意大利南部港口城市——墨西拿，11 月又经水路到达意大利北部的热那亚和法国港口城市马赛。所到之处，疫情的传播让人们猝不及防。然而，瘟疫并不会因为人们的恐惧而停下肆虐的步伐。1348 年 1 月，它"攻破"威尼斯和比萨，这时，威尼斯人最先想出了当时颇为聪明的一项隔离措施，他们不准出现患者的船只靠岸登陆，船员须在船上隔离 40 天，措施非常严格。然而，谁会想到老鼠是这种疾病传播的罪魁祸首呢？患者不准上岸，船上的老鼠却通行无阻地踏上威尼斯的土地。终于在 1348 年 3 月，意大利的经济和文化重镇佛罗伦萨也被疫情裹挟。于是，这种被后人称作"黑死病"的传染病从这些城市一直传播到欧洲的四面八方 [5]：1349 年，黑死病"征服"了整个不列颠①；1350 年，这个"魔鬼"开始"攻击"北欧，又转向东欧；1352～1353 年，最终侵入俄国，才结束了它这次触目惊心、血腥的"征程"。当时，亚洲、欧洲和非洲北部都有黑死病肆虐的足迹，中国也未能幸免。

---

① 不列颠一般指不列颠岛，是位于欧洲西方外海的岛屿，主要分为 4 部分——英格兰、苏格兰、威尔士，以及周围一些小岛，目前为英国控制。

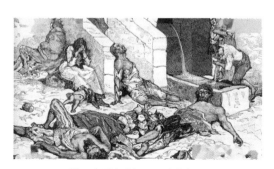

关于欧洲中世纪黑死病的版画

在欧洲，这场黑死病夺去了约 2500 万人的生命，占当时欧洲总人口的 1/3，意大利诗人乔万尼·薄伽丘（Giovanni Boccaccio，1313～1375 年）作为亲历者，在其所著的《十日谈》中对当时的情况有详细的描述：

佛罗伦萨突然就成了人间炼狱：行人在街上走着走着突然倒地而亡；待在家里的人孤独地死去，在尸臭被人闻到前，无人知晓；每天、每小时都有大批尸体被运到城外；奶牛在城里的大街上乱逛，却见不到其主人的踪影……

这场瘟疫的惨烈程度可以想见，第二次世界大战大约损失了欧洲 5% 的人口，但中世纪黑死病流行造成的死亡比战争造成的伤害要严重得多。患者大量死亡，使欧洲很多地方成了无人区，直到难以有人能作为病原体的宿主进行传播，黑死病才在数年后渐渐平息。

然而，黑死病并未彻底消失。

14 世纪后半期，欧洲还出现过数次严重的黑死病大流行。15 世纪末，几乎每 10 年，欧洲就要遭受一次黑死病袭击，直到 16～17 世纪，黑死病仍然威胁着欧洲人。这期间，影响最大的当属 1664～1665 年流行于伦敦的黑死病，被人们称为"伦敦大瘟疫"。

然而，历史总是让人捉摸不透。黑死病在带来死亡和恐惧的同时，竟也推动了历史的进程，它对欧洲社会的经济、政治、文化、宗教、科技等多方面造成了强有力的冲击或变革。

以英国为例，当时的英国是典型的农业国。因为人口大量减少，导致劳动力短缺，劳动者有了更多的话语权，结果使得英国的农奴制逐渐消亡。原来的农奴成了从地主那里租地的自耕农。一部分敏锐的自耕农把种庄稼改成养羊，因为这样可以获得更高的收益。于是，养羊业逐渐兴起，很多原来的农奴逐渐变成庄园主。后来，英国能够领先世界是由于工业革命的开始，而工业革命正是从羊毛纺织业革新开始的。从某些方面看，黑死病推动了欧洲社会的转型，加速了欧洲医疗卫生事业向近代化转变，并冲击了基督教在欧洲人心中的威望，在一定程度上为日后的宗教改革和文艺复兴埋下了伏笔。

还有西方学者认为黑死病是"中世纪中期与晚期的分水岭"，甚至"标志了中世纪的结束"。许多学者把黑死病看作是欧洲社会转型和发展的一个契机。经历黑死病后，欧洲文明走上了一条不同以往的发展道路，原本似乎非常艰难的社会转型也因此变得顺畅，甚至有人说，"这场黑死病直接催生了现代西方文明"[6]。

支持这一观点的专家不在少数。美国生物学家贾雷德·戴蒙德（Jared Diamond，1937～）在《枪炮、病菌与钢铁：人类社会的命运》中就谈到，欧洲殖民者赖以征服新大陆的三大秘密武器可归结为枪炮、病菌、钢铁。他认为，不同民族之间相互作用的历史，就是通过征服、流行病和灭绝种族的大屠杀来形成现代世界的。征服和大屠杀这两个原因容易被理解，而对于病菌，可能易被人忽视[7]。

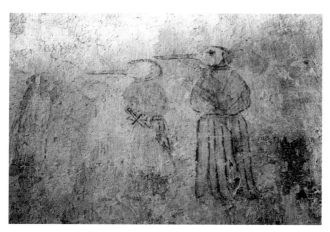

欧洲瘟疫时期的壁画（图片来源：Pixabay）

那么最后，黑死病究竟是如何消失的？这是西方传染病专家、历史学家长期争论的问题，直到现在也没有明确的定论，但通常认为与当时欧洲各国有组织的集体抗疫有关。在这些抗疫行动中，隔离是最有效的手段，当然国际间的团结合作也必不可少。

最终，这次在人间断断续续"行走"了3个世纪的"魔鬼"——黑死病，于1656～1721年逐渐消失。至此，本次黑死病大流行的欧洲诸国才逐渐走出恐怖阴影。

传染病与印第安文明的衰落

随着殖民者踏上美洲大陆，他们所携带的传染病也几乎给印第安文明带来了灭顶之灾。在很大程度上，印第安文明衰落的主因就是传染病的侵袭，其破坏性远远大于欧洲殖民者的杀戮。

1492 年，意大利航海家哥伦布（Christopher Columbus，1451～1506 年）发现美洲新大陆之前，印第安人已在这里生息、繁衍了逾万年，他们种植玉米、马铃薯，建造高大的神庙，留下至今难以解释的文字，创造了独特的古代文明——阿兹特克文明、印加文明和玛雅文明（这也被称为印第安三大文明）。印第安人是对除因纽特人外所有美洲原住民的统称，并非单指某一个民族或种族，他们广泛分布在南美洲和北美洲各国。

然而，殖民者的到来使一切都改变了。

尽管哥伦布不是第一个到达美洲的欧洲探险家，但他的航海开启了欧

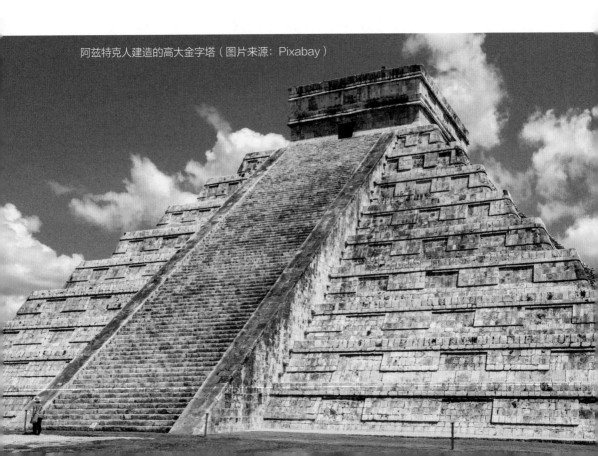

阿兹特克人建造的高大金字塔（图片来源：Pixabay）

洲与美洲的持续接触历程。西班牙、葡萄牙、法国、英国等欧洲国家相继在美洲进行殖民扩张，并开辟了包括欧洲、亚洲、非洲在内的"旧大陆"与美洲"新大陆"之间频繁交流的大时代，这就是美国学者所说的"哥伦布大交换"[8]。然而，印第安文明的灭顶之灾也由此开始。

发现新大陆之后，欧洲人陆续来到这里。有两个西班牙探险者不得不提，一个是埃尔南·科尔特斯（Hernando Cortes，1485～1547 年），另一个是弗朗西斯科·皮萨罗（Francisco Pizarro，1471 或 1476～1541 年）。科尔特斯使得阿兹特克帝国灭亡，皮萨罗则导致印加帝国灭亡。

阿兹特克帝国，实际上指的是当时阿兹特克人建立的一个部落联盟。这个部落联盟主要由当时三个最有实力的部落组成，包括"特诺奇蒂特兰""特斯科科"和"特拉科潘"。三大部落联合征服了许多弱小部落，形成了一个强大的联盟。

公元 1521 年 5 月，科尔特斯率领一支西班牙殖民军开始在中美洲围困其中一个部落——特诺奇蒂特兰，它是阿兹特克文明的首都，大概位置就是今天墨西哥首都墨西哥城。当时，这个部落被整整围困了

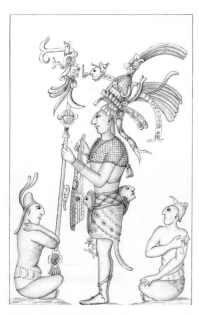

阿兹特克人画像（图片来源：Pixabay）

75 个昼夜，一直到当年 8 月，这个部落才被攻陷，阿兹特克帝国由此瓦解。

它的瓦解让人难以置信，因为双方的兵力悬殊太大，西班牙殖民军远道而来、人数不多，有资料显示，科尔特斯率领 1000 西班牙人，仅拥有 12 门

大炮和 86 匹马的骑兵队，而阿兹特克帝国是一个占地面积约 197 万平方千米，总人口达 1000 万～2500 万人的大部落。西班牙为什么能出奇制胜？

虽然西班牙人在军事技术、军事装备方面占有一定优势，但当时还是以冷兵器为主，战斗效率仍然较低。那么，取胜的关键究竟是什么？

主要原因在于天花病毒！最初，西班牙人并不知道自己拥有这个"秘密武器"。一位来自古巴的西班牙奴隶得了天花，他在参加作战时住在印第安人的家中，导致这个家庭感染天花，很快整个部落都出现了疫情。特诺奇蒂特兰被围城的 75 天里，每天都有大量人员死亡，让城中居民陷入了前所未有的恐慌之中，很多人开始逃亡，守城防御力量急速消减，此时的印第安人几乎丧失了抵抗的意志。

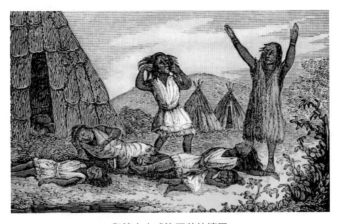

印第安人感染天花的情景

在西班牙人征服墨西哥的过程中，一名叫作贝尔纳尔·迪亚斯·德尔·卡斯（Bernal Díaz del Castillo，1496～1580 年）的西班牙士兵，在晚年依据亲身经历撰写了《征服新西班牙信史》一书，其中记录了关键性的细节：

却说纳瓦埃斯和他带来的一个黑人，这黑人浑身痘疮，对新西班牙（墨西哥）来说这真是不祥之物，他的病在当地到处传染，造成大量死亡，据当地印第安人说，他们从没生过这种病，因为不懂这种病是什么，就一再用水洗（病毒通过河水扩散），因而引起大量死亡。

……见房舍内尸体遍地，还有一些无力离开的可怜的墨西哥人；他们排出的粪便，有如只喂草料的瘦猪拉的猪粪。全城的土地有如翻耕过一般，草根全被挖出吃掉，甚至有些树皮也被煮着吃了。我们找不到一滴淡水，找到的都是咸水。他们不吃自己人的肉，只吃被擒住的我们的官兵和特拉斯卡拉友军的肉。

据当时的印第安人回忆，在"西班牙人没有来的时候，没有疾病，我们的骨头没有酸疼、没有发热，也没有天花、没有胸痛、没有腹痛、没有肺痨、没有头痛，那时候整齐有序，但那些外来者令一切全然改变"。

惨烈的场景让印第安人百思不得其解，为什么完好的人在短短几天内就变成浑身长满脓疮的重症病人，这种症状从未见过。连他们的首领奎特拉瓦克（Cuitlāhuac，1476～1520年）也因感染天花而死，而且这种病只会杀死印第安人，却不会杀死西班牙人。所以印第安人以为自己做了错事，震怒了神灵，这种消极思想大大削弱了他们的意志力和战斗力。

最后科尔特斯采取封锁的措施，使特诺奇蒂特兰城陷入孤立无援的境地。1521年8月，该城最终被攻破，这也标志着阿兹特克文明的没落。

据统计，因传染病的影响，1580年墨西哥中部地区的人口从上千万锐减到200万，1630年仅剩下75万。毫不夸张地说，传染病在美洲所发挥的作用接近于对印第安人毁灭性的打击。

特诺奇蒂特兰战役结束10年后的1531年，另一个著名的西班牙殖民首领皮萨罗率领军队去征服南美洲的印加帝国（大概位置在今天的秘鲁）。印加帝国和皮萨罗率领的军队实力相差更加悬殊，皮萨罗的殖民军加在一起不足200人，而印加帝国的占地面积比阿兹特克帝国还要大，有资料显示其人口在900万左右，也有资料显示其人口为2000万。总之，曾经繁盛的印加帝国最终也一败涂地，导致这一结果的原因也和天花等传染病有关。

当时西班牙等国的欧洲人带到美洲的传染病不仅有天花，还包括麻疹、鼠疫、霍乱、伤寒、流感、肺炎、梅毒、猩红热、腮腺炎、百日咳等。每种传染病对印第安人都是一种威胁。印加帝国的统领及其继承人均死于天花，后来印加军队纷纷为各自的支持者站队，皮萨罗利用这点，将当地的反抗力量逐个击破。

1572年，偌大的印加帝国最终被征服了，印加文明就此衰落。到1620年，这一地区的原住民仅剩67.2万人。

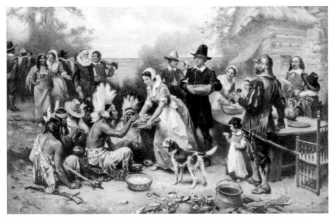

欧洲人带去的传染病对缺乏免疫力的美洲印第安人杀伤力巨大

在不到两个世纪里，旧大陆的传染病（天花、伤寒等）使美洲印第安人口锐减[9]。此后，美洲一度出现劳动力"真空"状态，欧洲人便把非洲人残酷地贩卖到美洲以填补劳动力空白。

那为什么天花对绝大多数西班牙人无效，主要感染印第安人呢？这主要是因为在欧洲人到达美洲之前，这种传染病已在欧洲流行，所以很多欧洲人有针对天花的抗体，也知道如何去预防，即使周围的人感染了天花，他们也懂得如何避免自己被传染。但印第安人从未遇到这种传染病，没有办法应对，并且他们的身体对天花病毒的抵抗力非常弱，很容易被感染。欧洲人带去的传染病对美洲人的杀伤力远远大于美洲本土传染病对欧洲人的杀伤力。印第安人世世代代苦心经营的文明就在被一波波瘟疫侵袭中衰亡。

印第安三大文明中，玛雅文明最为人熟知。早在哥伦布之前，玛雅人就在墨西哥和中美洲地区的丛林中创造了当时世界上最灿烂的文明之一。

据考证，玛雅文明昌盛时，其居住地是非常文明、卫生的，而且医疗条件高于周围其他族群。然而一千多年之后，这个曾经创造辉煌的族群却神秘地消失了。有学者认为，这是由于不同文明的"碰撞"和环境恶化导致的；也有人认为，是外族入侵、人口激增、感染疾病、气候变化、地质灾害等因素综合作用的结果。

其实，在15世纪，欧洲征服者入侵玛雅后，玛雅人坚持抗争了达100年之久。其间，随之带来的天花和麻疹等传染性疾病，不仅危及成年人的健康，也影响后代的成长，导致大量玛雅人病死。有资料显示，在当时的情况下，其首领为了避开疾病的传播，毅然决定离开当时的居住地，迁移到新的地区重新生活[10]。

还有资料显示，西班牙殖民者抵达玛雅部落时，玛雅人委派代表，向当时的西班牙主教兰多介绍玛雅文明。兰多被玛雅典籍中记载的事情吓坏了，认为这是"魔鬼干的事"，于是下令全部焚毁。经过这番浩劫之后，玛雅人便神秘失踪，灿烂的玛雅文明随之成了"哑谜"。

玛雅文明到底是如何消失的，至今没有确切答案，甚至有人猜测还与外星人有关，从科学的角度而言，这些猜测并没有可靠的证据，但传染病的流行很有可能与玛雅文明的消失相关。

四季更替，斗转星移。美洲的古代文明史是一首历史的悲歌，这里灿烂的古代文明在殖民者和传染病的轮番攻击下，相继没落，最终留给我们的只剩下难以解读的神秘遗迹。

参考文献

[1]［澳］Lonely Planet 公司. 雅典 [M]. 张欣然（译）. 北京：生活·读书·新知三联书店，2009：1-208.

[2] 赵莉. 希波克拉底简论 [J]. 贵州工业大学学报（社会科学版），2006.

[3] 白春晓. 苦难与真相：修昔底德"雅典瘟疫叙事"的修辞技艺 [J]. 历史研究，2012（4）：22-35.

[4]［美］沃尔特·沙伊德尔. 不平等社会 [M]. 颜鹏飞等（译）. 北京：中信出版集团，2019.

[5] ［法］阿尔贝·加缪. 鼠疫 [M]. 长沙：湖南文艺出版社，2018.

[6] ［美］威廉·H. 麦克尼尔. 瘟疫与人 [M]. 余新忠，毕会成（译）. 北京：中信出版集团，2018.

[7] 周文. 疫情大考让西方看到中国力量 [EB/OL]. 党建网，2020-03-02.http://www.wenming.cn/djw/djw2016sy/sxzg/202003/t20200302_5452043.shtml.

[8] ［美］小阿尔弗雷德·W. 克罗斯比. 哥伦布大交换：1492 年以后的生物影响和文化冲击 [M]. 北京：中信出版集团，2018.

[9] 施诚，倪娜. 西方学术界重大传染病起源地研究的歧见和偏见：以黑死病、美洲天花、梅毒和 1918 年大流感为例 [J]. 清华大学学报（哲学社会科学版），2020：6.

[10]［美］莫里森. 考古探秘 [M]. 马浩岚（译）. 北京：商务印书馆，2006.

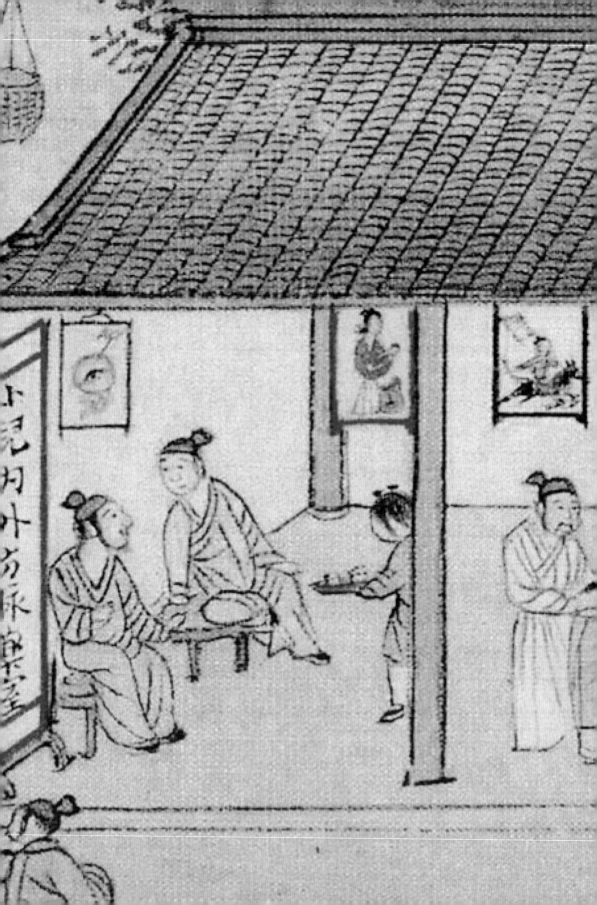

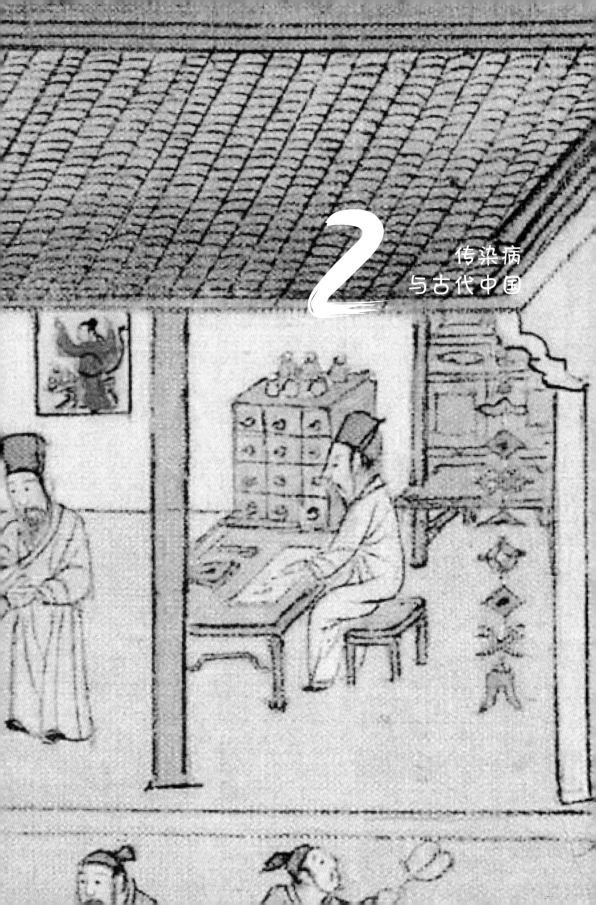

2 传染病
与古代中国

在上下五千年的历史长河中，中华文明也曾屡次遭受瘟疫的袭击。古代中国是如何应对传染病的威胁和挑战的呢？又积累了哪些宝贵的经验？

被瘟疫袭击的古代中国

在没有发明文字之前，我们很难知晓曾经发生的传染病的流行情况。文字出现后，有了历史记录，我们现在才能通过一些残存的文字记录或文献，对古代发生的瘟疫有一些了解。

在殷墟发现的甲骨文中，已经有了"疟""疫"等字的记录。此外，在《尚书》《山海经》《左传》等文献中都出现过的"疠"字，也是瘟疫的意思。瘟疫发生在什么时间、什么地点？是什么原因导致的？都发生过哪些疫情？若没有文字记载，今天的我们很难知晓。

在人类漫长的文明史中，疟疾被称为"蹂躏人类时间最长的传染病"。起初，人们对这种传染病束手无策，认为它是神降给人的灾难。传染病在中国古代文献中记载最详者也当属疟疾。我国最早的医学典籍《黄帝内经》中的《素问》就有《疟论》《刺疟论》等专篇，并对疟疾的病因、病机、症状等做了系统而详细的说明。

在中国古代，疟疾的凶险还体现在战场上。相传，汉武帝征伐闽越时，"瘴疠多作，兵未血刃而病死者十二三"；东汉马援率八千汉军，南征交趾，然而"军吏经瘴疫死者十四五"[1]。这里所说的瘴疠、瘴疫，据推测很可能是疟疾。在古代，岭南、川贵等地区多瘴气，所以这些地区也是疟疾传播的重灾区。云南曾有民谣称："五月六月烟瘴起，新客无不死；九月十月烟瘴恶，老客魂也落"。古代官兵南征，也多因疟疾而遭遇重挫或失败。

中国历史记载东汉末年大规模传染病流行，一直持续到三国时期，这给当时的中华大地带来了极为深重的灾难。"白骨露于野，千里无鸡鸣。生民百遗一，念之断人肠"，这是曹操在《蒿里行》中写到的凄惨景象，读起来令人不寒而栗。很多人认为，曹操所描写的是汉末军阀混战给百姓带来的巨大苦难。也有不少史学家认为，曹操不仅在描绘战争的残酷，也是在写瘟疫流行后的情形。这场瘟疫持续时间之长、影响之大，几乎前所未有，导致中

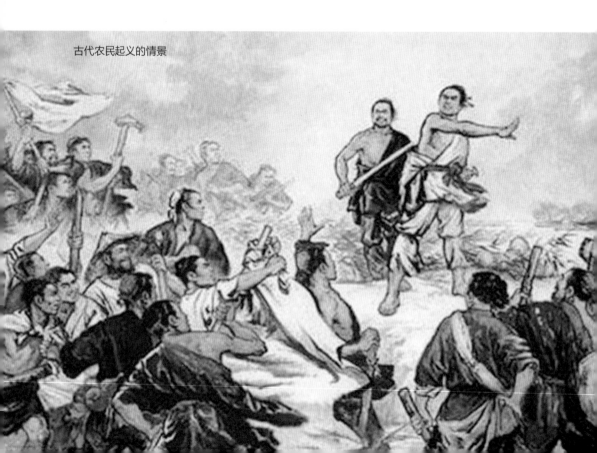

古代农民起义的情景

华大地上"田野空，朝廷空，仓库空"（出自《后汉书·陈蕃传》）的"三空"局面，饿殍遍野，连京师洛阳也出现"死者相枕于路"的惨状。

疫病导致的国家和社会危机与其他因素交织在一起，间接导致了公元184年黄巾起义①爆发，而后朝廷令各州郡自行募兵，地方军阀由此形成割据。而后割据势力之间的混战往往让瘟疫流行变得更加严重。

东汉末年瘟疫造成大规模人口死亡，同时战乱造成生灵涂炭，导致人口锐减。根据官方资料记载，公元157年，东汉桓帝时期，全国人口大约5650万，然而仅仅时隔80年，到公元236年，西晋武帝时期，只剩下1600余万，人口锐减了3/4。这有兵祸导致的死亡率上升、生育率下降等原因，也有瘟疫所造成的影响。据记载，当时在瘟疫最严重的中原地区，人口只剩下汉桓帝时期的1/10。这也可能是三国时期执掌中原的曹魏迟迟不能灭蜀吞吴而一统天下的原因之一。

据《三国志·魏书·武帝纪》记载，曹魏大军曾为伤寒所困，在著名的赤壁之战中，曹操于建安十三年（公元208年）七月南征，拉开了"赤壁之战"的大幕。但到十二月，曹军突发"大疫，吏士多死者"。曹操在赤壁之战中之所以失败，一个很重要的原因就是传染病的大规模流行，导致南下赤壁的北方士兵失去战斗力。

当时，甚至有很多著名的人都死于瘟疫，譬如在建安二十二年，著名的"建安七子②"中，徐干、陈琳、应玚、刘桢四人都因染病而死，其中的陈琳

---

① 黄巾起义指的是中国东汉末年的农民起义，较大型的起义有两次，发生在184年由张角等领导的黄巾军叛乱，以及发生在188年较分散、难以讨伐的民变。
② 建安七子是汉建安年间（196～220年）七位文学家的合称，包括孔融、陈琳、王粲、徐干、阮瑀、应玚、刘桢。这七人大体上代表了建安时期除曹氏父子（即曹操、曹丕、曹植）外的文学成就。

就是作《为袁绍檄豫州文》，痛斥曹操的学者，但曹操深爱其才。曹植在所作的《说疫气》中写道，"建安二十二年，疠气流行，家家有僵尸之痛，室室有号泣之哀，或阖门而殪，或覆族而丧"。通过这些文字，我们可以想象当时疫情的惨烈程度。

曾在欧洲横行多年的鼠疫也曾经多次祸害中国。据民国时期毕业于剑桥大学的中国检疫、防疫先驱伍连德博士考证，公元前 5 世纪至公元前 3 世纪，也就是我国的春秋战国时期，就已有鼠疫流行的记录，《黄帝内经》中曾记述一种叫作"恶核病"的病，极可能就是对腺鼠疫的描述。

鼠疫也导致了明朝末年的巨大灾难。当时，世界范围内正在流行人类的第二次鼠疫大流行，这次鼠疫多被认为始于 14 世纪 20 年代，于 1800 年前后结束。根据考证，这轮鼠疫起初是从中亚的戈壁地区出现，而后向西传播至欧洲地区，向东则蔓延到中国的大范围流行。这给已经危机四伏的明王朝带来更大的灾难。

明末大鼠疫开始于崇祯六年（1633 年），首先在山西暴发。崇祯十四年（1641 年），此前已经传到河北的鼠疫被传至北京，感染造成北京人口大批死亡。从 1643 年 8 月到 12 月的仅仅 4 个月，北京城保守估计死亡人数已高达全城的 1/5。所以，当次年 4 月李自成攻占北京时，他面对的几乎是一座四处是疫病死者、"日暮人不敢行"的城市。

这场鼠疫也随着李自成和清朝军队及大量的流民迁徙而传到更多地区。在江南一带，甚至出现了"一巷百余家，无一家仅免；一门数十口，无一口仅存者"的人间惨象。

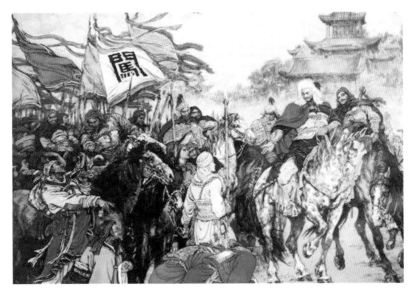

明末大鼠疫也随着李自成的军队四处传播

上海交通大学历史系教授曹树基曾著有一本名为《鼠疫：战争与和平》的书，其中甚至提出"老鼠消灭了明朝"的观点。该书认为，1644年明朝的灭亡，根源在于中国大半江山的鼠疫大流行。

地处中国西南边陲的云南，在很长历史时期内都有鼠疫流行的记录。有学者认为，这也是在古代南方"多瘴疠"的原因之一。"瘴疠"不时发作，有时甚至还会形成席卷全国的大瘟疫。

据《中国疫病史鉴》记载，西汉以来的2000多年，中国古代先后发生过300多次瘟疫流行。只是因为缺乏科学的认知和翔实的记录，很多瘟疫究竟是何种传染病，我们已无法知晓，但总体而言，疟疾、鼠疫、伤寒是其中屡屡发生的传染病。

在中国历史上，战乱往往也是导致瘟疫暴发的重要原因。《元史·顺帝纪》中记载，至正十四年（1354年）"京师大饥，加以疫疠，民有父子相食者"。彼时的中原地区，朝廷与起义者的战争使得民间兵荒马乱，伤亡和饥饿导致尸横遍野。不少人为了躲避灾祸，纷纷拖家带口涌向京城，在这个过程中瘟疫也伴随而来。

古代医学水平有限，没有科学的防治手段，这也导致瘟疫时常发生且难以遏制，而且疫情一般集中在人口密集地区，这种情况也让很多统治者都把防疫作为国家重要大事来对待。

两宋时期，在政府的重视下，一些派到地方的行政官吏对疫病发生的病因、病症等多有观察和记载，如古人认为水源污染、气候反常、天行戾气等是瘟疫形成的主要原因。某些地方官吏在长期防治疫病的过程中，精研医理、探求疗法，不仅积累了大量宝贵的临床秘方、验方，而且撰写了许多医药学著作，记载了大量对后世产生深远重要影响的医药方剂[2]。

实际上，中国历史上存续比较久的封建王朝，一般都会注重控制传染病流行以维持统治的稳定，所以在很多时候只要出现疫情，各级官员都不敢懈怠。很多朝廷官员，不仅要担任抗疫、防疫之责，其个人荣辱也常常与疫情的处置效果密切相关。

应对瘟疫的古代医学家

中国古代有很多杰出的医学家，不少人也在应对传染病方面做出了杰出的贡献，探索积极的应对之策，包括药物治疗、隔离传染源、免疫疗法等。除此之外，还有提倡构建良好公共卫生、提高身体应对疾病的抵抗力等。总而言之，中国古代创造了很多防控瘟疫的方法，在有限的地域和一定的时间内，能够较为有效地控制瘟疫的蔓延。

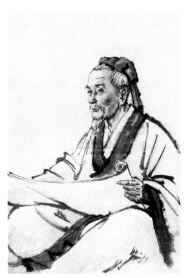

医圣张仲景画像

张仲景是东汉末年著名的医学家，被后人尊称为医圣。东汉末年的瘟疫流行也给张仲景家族造成巨大的伤害。据说，其宗族原有200多人，建安元年（公元196年）后不到10年的时间里，竟然死亡2/3，其中有七成死于伤寒。因此促使张仲景游历各地行医，广泛收集医方，写出传世巨著《伤寒杂病论》。在这本书中，张仲景留下了大量用于治疗传染病及其他疾病的方剂，譬如石膏、知母、粳米、甘草配成的白虎汤，可以用来治疗脑炎；麻黄、杏仁、石膏、甘草制成的汤剂，可以用来治疗肺炎；乌梅

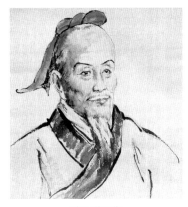

孙思邈画像

丸可以用来治疗胆道蛔虫；等等。以今天的科学视角来看，尽管不少医方并不科学，但这并不能掩盖张仲景与《伤寒杂病论》的贡献，其中依然有很多内容值得今天的我们借鉴和参考。据了解，直到现在，日本汉方医的经方派还在沿用张仲景的原方治疗病毒性肝炎等传染病。

　　有着"药王"之称的唐代医药学家、道士孙思邈所著的《备急千金要方》（简称为《千金方》），被誉为中国最早的临床百科全书。该书立"辟温"一章，专门记载一些治疗"温疫"的方剂。在探索中，孙思邈还找到一些治疗麻风病的方法。

　　麻风病在我国古代曾被称为疠风、大风、天刑病等，是由麻风杆菌引起的一种慢性接触传染性皮肤病。该病主要侵害皮肤、神经、上呼吸道黏膜、眼睛等组织或器官，若不及时治疗，麻风病患者的外貌会出现"狮面""兔眼""眉毛脱落""魔爪手"等症状，严重的患者会变得外貌丑陋、恐怖，所以民众畏惧麻风病如洪水猛兽，就连患者亲属也不例外。

　　据记载，孙思邈累计收治被当时社会歧视、旁人避之不及的麻风病患者600余例。医学界也公认孙思邈是最早擅长治疗麻风病的医者。在他的著作中，还介绍用苍术、白芷、丹砂等消毒的办法，以防止疾病的传染。预防思想也是孙思邈医学思想的主要内容之一。特别是对于传染病，孙思邈主张传染病虽不能消除，但可以预防。孙思邈是疾病防控的一位典范学者，他终年 101 岁（另有 125 岁、142 岁等说法）。很多人认为孙思邈之所以长寿，这同他注意卫生习惯有很大的关系。

　　李时珍出生于明代的医药世家，他的祖父和父亲都是当时的名医。李时珍因《本草纲目》这部医药学著作而彪炳史册，这本书中就有关于传染病防控的记载。

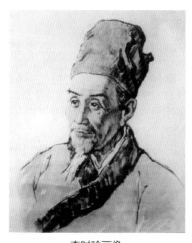

李时珍画像

公元 1549 年，四川、湖北、湖南等地大雨不断，长江水位暴涨，导致一些地方的堤坝被冲毁，民众死伤甚多。洪水退去后，发现了很多被淹死的人的尸体，并引发瘟疫。在救治百姓的过程中，李时珍发现瘟疫的传播，既同洪水有关，还同野生动物有关。因为野生动物也会成为瘟疫传播的载体，吃野味可能会传染多种疾病。虽然，此时的李时珍还不知道疾病传播的原理，但他告诫人们，为了自己的身体健康，不要乱吃野味，在《本草纲目》中也写道："诸鸟有毒，凡鸟自死目不闭，自死足不伸，皆不可食，食之杀人"。而在李时珍划分的四类野生动物中，他认为食用"鳞、兽、鸟、虫"，极有可能会传播疾病。对于瘟疫的防治，李时珍还提出了蒸汽消毒法、冰块外敷法等方式，至今这些方式仍被采用。

中国历史上，在传染病方面做出杰出贡献的人并不只有张仲景、孙思邈、李时珍，若我们仔细研读历史书籍，还可以列出很多名字。譬如东晋时期的葛洪，他不仅是有名的道教理论家，也是一位医生，而且是预防医学的介导者，所著的《肘后备急方》（原名《肘后救卒方》，简称为《肘后方》）中就记载了一些传染病的症候及诊治方法，其中"天行发斑疮"也就是现在所说的天花，这可能是世界上有关天花的最早记载。

清代著名医学家叶桂的医术高超，尤以治疗瘟疫见长，由他口述、弟子著录的《温热论》，为我国温病学派①的发展提供了理论和辨证的基础。清末淮阴人士吴瑭于 1798 年著成《温病条辨》一书，是治疗温热病较系统的一部医学著作，他所推荐的治疗瘟疫后期症状的安宫牛黄丸、至宝丹、紫雪丹等

---

① 温病学派是吴门地区最具地方特色和科技优势的一大医学流派，从某种意义上讲，这是吴门医派主流，明清时期达到鼎盛，并在相当长的时期内，居世界科技领先的地位。

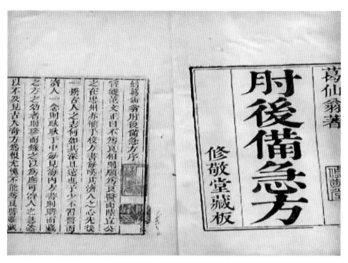

葛洪所著的《肘后备急方》

至今仍用于临床治疗。

中国传统医学的历史源远流长，传染病治疗方法的传承也一直未曾断绝。在漫长的历史长河中，疫情出现时，总会有医者挺身而出，与传染病做斗争，并总结出一些行之有效的经验和办法，这些抗疫措施是我国医学遗产中宝贵的资源。

但在对传染病的认知方面，古代中国没有建立基于细菌、病毒等病原体的现代传染病学概念。在应对传染病的过程中，中国不少医学者认为瘟疫是通过"气"来传播的。虽然"气"在中国传统医学中是十分重要的元素，被视为疾病的载体，也通行于各种解释之中，但"气"这个概念一直是含混不清的。这可能是由于中国古人认为"气"的来源是多样的，如污秽之物或鬼神带来的"邪气"，也可能是极端气候导致的。

虽然在清朝前期，中国医学界逐渐形成了对有关疫病成因较为系统的认识，使疫气与"毒"之间的关系更为密切，对接触传播、食物传播、水源传播、虫媒传播等传染方式也产生了一些直观或隐约的认知，但总体上并没有突破"疫气"传染的认识框架[3]。

古代中国对传染病认知的现代贡献

受科技发展水平的限制，自欧洲走出中世纪后，中国医学发展开始落后于西方，在近代对传染病的认知和研究也有些落后。但中国古代一些医学者对传染病的研究和认识也有着十分重要的现代意义，某些研究甚至还为今天传染病的防控做出了重要贡献。例如，为应对天花，中国古人发明的人痘接种术就是一个十分典型的例子。

人痘接种术来自中国民间医生在救治天花患者时的医学实践，中医"以毒攻毒"的理论是进行这种尝试的合理解释。后来发展出的接种方法主要有4种——痘浆法、旱苗法、水苗法和痘衣法。其中，痘浆法是把天花患者的新鲜痘浆，以棉花蘸取后塞入被接种对象的鼻孔，以此引起轻微发病，达到预防接种的目的。因本法需直接刺破病患身上的痘患，其家属多不愿接受，故此法亦较少用。旱苗法的做法是用天花患者的痘痂制成干粉，再用竹管把干粉吹入健康儿童的鼻孔，使其患一次轻型天花。这种方法因较简便而使用较多，但因痘苗会刺激接种者的鼻黏膜，导致流涕增多，往往会冲去接种的痘苗而使效果不佳，后多不用。水苗法则是把痘痂粉末与3～5滴净水或人乳混合并调制均匀后使用。因为这三种都是作用于鼻腔，被称作"鼻苗"，因此也被叫作"鼻苗法"。而"痘衣法"就是直接穿上天花患者患病时所穿的衣服以获得免疫，但成功率较低。

根据多种文献记载及相互印证，目前可以确定的是，在16世纪的明朝，安徽、江西等地区就已经存在"种痘术"。人痘接种术最早是在什么时候由谁率先发明？目前还没有确切的答案。尽管国际学术界丝毫不怀疑这种疫苗方法来自东方，但究竟是源于古印度，还是中国，暂无定论。部分国外文献提及，印度在16世纪前就出现了人痘接种的记载，但印度明确记载的人痘接种术应用是从17世纪才开始流行，其方法是用针刺破天花患者的脓包，然后再把脓包的黏液刺入接种者的额头或胳膊，接着再用煮熟的白米饭磨浆敷在伤口上。印度的这种种痘方式和中国的种痘术有什么关系，学术界争论不一。

中国人痘接种术的发明极有可能要早于16世纪。相传，宋真宗（公元997～1022年在位）年间，宰相王旦的几个子女陆续患天花后相继夭亡，王旦在老年时又得一子，取名王素。他不想让自己的小儿子感染天花，便四处求医为孩子预防天花。后来，一位来自四川峨眉山的民间医生向他说明种痘术，具体方法是把天花痊愈后的人的痘痂碾成粉末，让王素吸入。种痘几天后，王素全身发热，出现轻度的天花症状，但不久后就自行痊愈。之后，王素再未感染天花，直到67岁去世。

清代名医朱纯嘏在其所著的《痘疹定论》中，对王素的医疗案例也有提及。我国部分学者根据一些记载和传说认为，人痘接种术在我国唐代已趋于成熟，甚至"药王"孙思邈也实践过这种方法来预防天花，并且在四川、河南等地施行种痘，这种方法主要在民间相传。

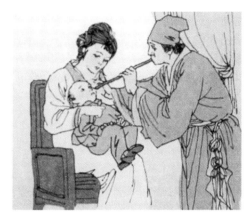

"鼻苗法"人痘接种术示意图

至清代初期，人痘接种术已传入江南地区，而且至迟在 18 世纪中叶，江南的人痘接种术已在全国居于领先水平。种痘术的推广，还得益于康熙皇帝的提倡。

清朝皇室成员也曾遭受天花的重创，以清帝为例，12 位皇帝中就有 4 位得过天花。据史料记载，顺治皇帝和同治皇帝均死于天花，康熙皇帝和咸丰皇帝虽侥幸逃过一劫，但他们的脸上都留下天花肆虐的后遗症——麻子。康熙皇帝幼年感染过天花，顺治皇帝在临终考虑继承人时，权衡之后选择了玄烨（即后来的康熙帝），很重要的原因便是天花患者痊愈后，再也不会患天花。康熙皇帝继位后，在皇族内首倡接种人痘，然后向外界推广。因政令推行，人痘接种术得到更大范围的应用。

1742 年，清政府组织编写大型医学丛书《御纂医宗金鉴》，其中的卷六十为《幼科种痘心法要旨》，已经较详细地介绍了 4 种种痘方法，其中认为水苗法最佳，旱苗法其次，痘浆法危险性最大。水苗法之所以被首推，主要是因为实践表明这种方法效果最好，不仅可以达到预防天花的目的，即便导致发病，亦可起到减轻症状，避免出现危重病情的情况。

难能可贵的是，在实践过程中，我国的医者发现用接种多次的痘痂作疫苗，则毒性减弱，接种后比较安全。《幼科种痘心法要旨》中提及，"其苗传种愈久，则药力之提拔愈清，人工之选炼愈熟，火毒汰尽，精气独存，所以万全而无害也"。这种对天花疫苗的选育方法，已经基本符合现代制备减毒疫苗的科学原理。

人痘接种术为阻止天花在中国传播起到了一定的预防作用。对此，法国哲学家伏尔泰曾给予高度评价，他在《哲学通信》中写道，"我听说一百年来，中国人一直就有这种习惯（指人痘接种术）。这被认为是全世界最聪明、最讲礼貌的民族的伟大先例和榜样"。

人痘接种术的预防效果，不仅使中国人受益，而且引起其他国家的注意与仿效。1688 年，俄国首先派人到中国学习种痘术，这是文献记载的最先到中国学习种痘术的国家。1744 年，中国医生李仁山到达日本长崎，首次把中国的人痘接种术带到日本。从此，日本人也开始实行"种痘之术"。1763 年，在朝鲜人李慕庵的信札中记载了中国的人痘接种术。1790 年，朝鲜派使者朴斋家、朴凌洋到中国京城，回国时带走大型医学丛书《御纂医宗金鉴》，把《幼科种痘心法要旨》中介绍的人痘接种的方法和注意事项推广到朝鲜，试种人痘，获得成功。

在古代中国，丝绸之路曾是中国沟通世界的交通要道之一，中国的一些医学知识很早就通过这样的方式传到阿拉伯地区。人痘接种术也是如此，其先传到阿拉伯，后又传到土耳其等国。1721 年，英国驻土耳其公使夫人玛丽·沃特利·蒙塔古（Mary Wortley Montagu，1689～1762年）在君士坦丁堡（现为伊斯坦布尔）了解到人痘接种术，把这种方法带回英国。人痘接种术又从英国传到欧洲大陆，甚至越过大西洋传到美洲。18世纪后半期，人痘接种术在上述地区已普遍实行，一些非医生身份的人也掌握了这种技术并以此作为专门的职业。

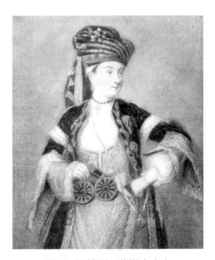

玛丽·沃特利·蒙塔古夫人

而后不久，英国的外科医生爱德华·詹纳（Edward Jenner，1749～1823年）推广"牛痘接种法"。很多人认为，西方的牛痘接种法源于中国的人痘接种术。《中国大百科全书》指出，"牛痘源于人痘这一史实表明，中医人痘接种这一杰出的科学发明，为世界医学发展做出了贡献"。

很可能，西方医学界在中国人痘接种术的基础上萌生出近代医学的免疫学理论。英国皇家学会会员、科技史家李约瑟指出，中国发明的人痘接种术是世界"免疫学的源头"。

中国古代的传染病防治法为我国现代的传染病防治提供了经验，尽管古人没有显微镜，不知细菌、病毒等为何物，但还是发现并总结了一些疾病快速传染的原因和防治办法。由于古代医学认识有限，一旦发生传染病疫情，波及范围一般会很大，若不能及时有效治疗，可能发展成大范围的死亡。例如，黄热病、霍乱、疟疾等在古代曾造成巨大灾难。在一次又一次深刻实践中，中国古代的医药学家认识到传染病的发生是外界的"温邪"在一定条件下感染人体所致，所以对传染病的预防提出了"增强人体正气、防止外邪侵袭"两个重要原则。也就是《素问·刺法论》中所说的，"不相染者正气存内，邪不可干，避其毒气"。意思就是，要防止疫病传染，一方面要增强人体抵御外邪入侵的能力，这样可以使外邪不能侵入人体而发病，或者即使侵入人体，致病也较轻微；另一方面，要尽可能地切断病邪接触人体的途径。在这两个原则的指导下，形成了一系列预防传染病发生、传染和流行的措施[4]。

我们的祖先认识到，若发生疫情，除了治疗，隔离、阻断传播是最好的办法。《汉书》中就有这样的记载，"民疾疫者，舍空邸第，为置医药"，会专门腾出空房屋安置患者。东晋永和年间，当时的朝廷规定，"朝臣家有时疾，染易三人以上者，身虽无病，百日不得入宫"，大意就是指如果朝臣家中有三个人及以上患传染病，自身没病也不能入宫，以免造成疾病传播，隔离期要持续三个月之久。

直到今天，当传染病来袭，隔离、阻断传播依然是最为有效的重要手段之一，其和药物治疗、疫苗防控一起构成传染病防控的"三驾马车"。这也是我国得以在2003年很快控制住非典（SARS）和目前控制新冠肺炎疫情蔓延的重要原因。

　　不过，面对具有威胁性的传染病，我们需要更加重视疫苗的作用，防患于未然。目前，除了传统的灭活疫苗，各类新型疫苗也在不断研发中，它们已经成为防御众多传染病的利器。

　　尽管现代疫苗不是中国的发明，但中国古代的免疫思想与现代医学全面接轨后，研发疫苗以防御传染病的侵袭也是中国病毒学家、传染病学者的重要课题。

参考文献

[1] 徐明徽 . 发现青蒿素前，古人如何对治疟疾？ [EB/OL]. 腾讯网 2015-10-06. https://cul.qq.com/a/20151006/014154.htm.

[2] 韩毅 . 宋代地方官吏应对瘟疫的措施及其对医学发展的影响 [J]. 中原文化研究，2017（2）.

[3] 于赓哲 . 中国中古时期城市卫生状况考论 [J]. 武汉大学学报，2015，5（48，03）.

[4] 刘晋熙 . 中国古代对传染病预防的认知 [J]. 中国医药指南，2012，10（10，28）：236.

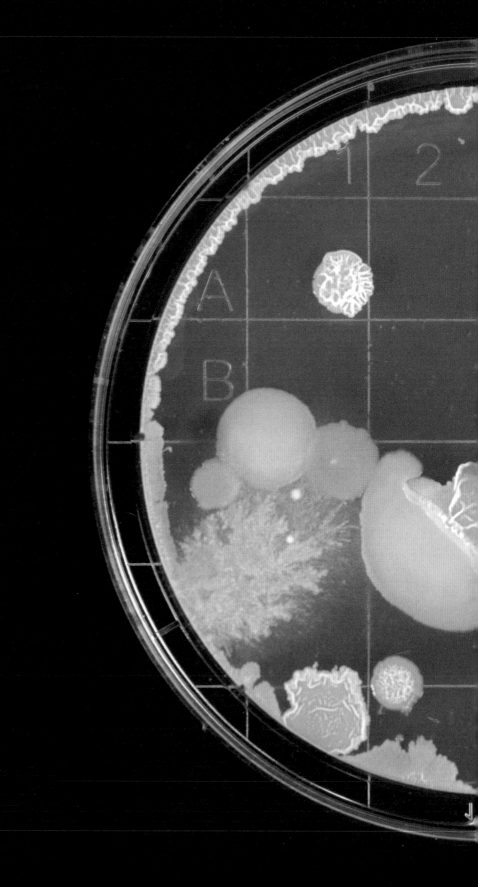

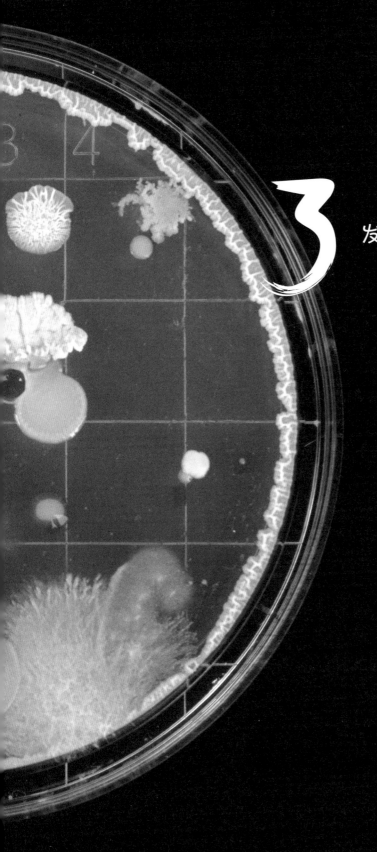

3

发现隐秘的世界

显微镜的发明和发展，以及核酸分子等生物学领域的发现，将人类的视野带入生命的微观世界，得以窥视导致传染病的病原体的真面目，并找到应对传染病的方法。

列文虎克与显微镜的发明

在人类发展的过程中，探索从未停止。显微镜的发明，为人类打开了观察微小生命世界的大门，在这个全新的世界里，人们惊奇地发现肉眼看不到的微生物，渐渐认识到微生物对人类的帮助或危害。借助显微镜，研究者在生命科学、医学、农业、材料科学等许多领域都取得重大成果，极大地促进社会文明的发展进程。

显微镜的问世，要从 16 世纪末说起。1590 年前后，荷兰眼镜工匠亚斯·詹森惊奇地发现把两个凸透镜前后放置，可以把物体的细节看得十分清楚，光学显微镜就是在这样偶然的情况下诞生的。不过亚斯·詹森并没有发挥显微镜的真正价值，他的名字并不被人熟知。

相反，很多人误以为显微镜的发明者是另一个人——安东尼·列文虎克（Antony van Leeuwenhoek，1632～1723 年）。他最为著名的成就之一是改进显微镜，被誉为微生物学的开拓者。2004 年，荷兰民众在票选"最伟大的荷兰人"时，列文虎克位列第四。

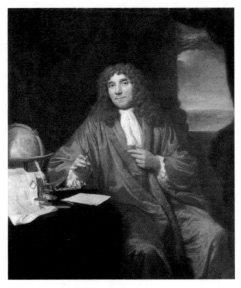

列文虎克

1632 年 10 月 24 日，列文虎克出生在荷兰代尔夫特市。不幸的是，列文虎克还不满 6 岁时，父亲就去世了。陷入窘境的母亲改嫁一位画家，列文虎克被送入一所寄宿学校学习。然而在他 10 岁时，继父也去世了。14 岁，被迫辍学的列文虎克又被送去和身为律师的叔叔一起生活。

16 岁时，列文虎克来到荷兰首都阿姆斯特丹谋生，在一家布店里当学徒，学习布匹贸易。检查布匹质量时常常要使用放大镜，好学的他对放大镜产生了兴趣，甚至有时想可不可以让放大镜把物体放得更大一些呢！听说当时流行一种放大镜，可以把东西放大很多倍，不过价格非常昂贵，他无力购买。

这家布店的近邻是一家眼镜店，列文虎克常常看到眼镜店的人在磨制镜片。他渐渐对磨镜片产生了兴趣，觉得这是制作放大镜的好办法，一有时间便也试着磨镜片，这样就慢慢地掌握了磨制镜片的技术。

在磨镜片的过程中，他开始了解什么样的镜片可以让放大的倍数更大，什么样的镜片可以让远处的东西被看得更清晰。

22岁时，列文虎克回到代尔夫特，与妻子开了一家布店，主要销售窗帘，从此他成了一位布料商人。虽然店里生意较忙，列文虎克还是把很多时间用在自己的兴趣爱好上——吹玻璃、磨透镜。

一次偶然的机会，代尔夫特市市长指派列文虎克到市政厅工作，并定时到钟楼敲钟。因为报酬不错，而且工作较为清闲，列文虎克便答应下来。

由于时间宽裕，列文虎克开始更加精心细致地磨制镜片。他甚至有一个愿望——制造一个能够放大物品的仪器，来观察肉眼看不到的东西。

后来，列文虎克还担任过不同职位的工作，但不管在哪里，只要有空闲，他总是认认真真、不厌其烦地磨制一块又一块的透明玻璃。功夫不负有心人，在他锲而不舍的努力下，一块品质合格的高精度"放大镜"被成功制成了。他把高精度镜片装在一块金属板上，还装上可调节镜片的螺旋杆。

列文虎克的痴迷竟然促使他发现一个"崭新的世界"。

1675年9月的一天，列文虎克在花园的水池里取出几天前下雨时积蓄的雨水，放到显微镜下观察，看到一滴水中居然有大量的小生物，这实在是太神奇了！接着，列文虎克又在河水、井水、污水中，以及肠道排泄物中发现了微生物，这些发现让他异常兴奋。

列文虎克是首先观察并描述单细胞生物的人，也是最早记录观察肌纤维、细菌、微血管中血流的人。他还在显微镜的观察下发现精子细胞，被认为是他的一项重大发现。列文虎克还痴迷于观察两栖动物、软体动物，以及鸟类、鱼类与哺乳动物的精细胞，并得出一个新的结论——受精就是精细胞穿进卵细胞而发生的过程。

基于自己的观察发现，列文虎克得出结论，我们的周围存在着一种肉眼看不到的微生物。他据此撰写了人类观察微生物的最早的专著——《列文虎克所发现的自然界的秘密》。

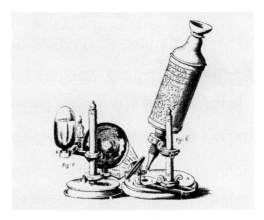

列文虎克的显微镜

列文虎克是改进显微镜的主要实践者，他的一生都在致力于实践磨制和改进显微镜镜片。据统计，列文虎克一生中磨制了超过 500 个镜片，并制造了 400 种以上的显微镜，其中有 9 种至今仍为人使用。

列文虎克在没有受到过专业科学培训的情况下，通过自己的努力掌握了当时最先进的镜片磨制技术，制备出放大倍数达到 275 倍的显微镜。这一放大倍数不仅在当时是惊人的，即使在今天也是非常优秀的，当今高校实验室常用的光学显微镜的放大倍数一般为 200～500 倍。

由于列文虎克对自己的技术守口如瓶，科学界至今也不知道他是如何制备出如此高倍数显微镜的。

列文虎克凭借光学显微镜技术在科学研究中也取得了巨大成就。在 40

岁到 91 岁（并不是指他从 40 岁才开始观测，只是在此之前并没有对外公布其研究结果而已），他向英国皇家学会提交了近 200 份报告。在这些报告中，列文虎克罗列出他所发现的一些科学事实，并配以精美的插图，如面包霉菌、血细胞、牙齿、唾液、精液，甚至大便、牛粪等的微观现象。正是由于他的不断观测，才发现了一个奇妙的微观"宇宙"，那里充满着各种各样的微生物。

中国思想家梁启超在《梁启超家书》中说道，"只要在自己的责任内，尽力去做，便是第一等人物"。列文虎克也许没有意识到自己成为"第一等人物"，他只是"尽力去做"，把爱好变为事业，成为名垂青史的微生物学开拓者。

他用自制的显微镜发现了人们从未见过的新世界，破天荒地第一次利用显微镜观察到细菌等，打破了数百年来人们的迷信猜测，为微生物学研究打开了一扇门，开辟了认识和征服传染病的新纪元。

当然，显微镜制作技术的不断革新也是许多人共同努力的结果。列文虎克和众多 17 世纪的显微镜研制者通过不断改进显微镜，收集新的科学发现，为人类打开了一幅幅此前完全陌生但令人激动的自然图景，从此让人类的视野拓展到了微生物世界。

而后，随着科学和工业的不断发展，显微镜在微观领域中的作用越来越突出，细胞核、染色体、线粒体等细胞器被逐渐发现。到目前为止，顶级的光学显微镜的放大倍数为 2000 倍，经过数百年的努力，我们仅在列文虎克的制造基础上提高了 7 倍，可见列文虎克在显微镜研制方面的成就是多么令人惊叹。

产褥热与一位科学家的悲剧

19 世纪中叶的欧洲，尽管显微镜已经得到应用，但那时的人们依旧不知道细菌为何物，不知道微小的生物可以致病。例如，产褥热严重威胁着欧洲产妇的生命，它的高致死率成为当时女性的第二大死因，仅次于结核病。而这种威胁生命的严重疾病被一位匈牙利医师——伊格纳兹·塞麦尔维斯（Ignaz Philipp Semmelweis，1818～1865 年）攻克了。

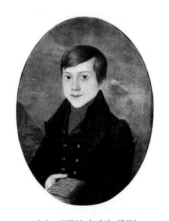

少年时期的塞麦尔维斯

1818 年，塞麦尔维斯出生在多瑙河东岸一个叫奥芬的小镇，1844 年获医学博士学位后，他进入奥地利维也纳大学附属医学院产科工作，两年后被聘为产科主任助理。

担任助理期间，塞麦尔维斯敏锐地发现不同病区产妇病死率的微妙变化。此时，他所在医院的产科被分为第一产区和第二产区，两个规模差不多的产区隔日轮流收治产妇，区别在于第一产区由妇产科医师和医学院的学生负责接生，而第二产区则由助产士接生。人们认为在第一产区分娩会更安全，但当时的统计数据显示，1846 年第一产区收治的 4010 名产妇中有 459 人死于产褥热，全年病死率高达11.4%。有时，月病死率竟高达 18%。但奇怪的是，同一时期的第二产区，全年收治的 3754 名产妇中只有 105 人死于产褥热，病死率为 2.8%[1]。更令塞麦尔维斯费解的是，在家中分娩的产妇死亡率反而明显低于在医院分娩的产妇。

医生受过更好的医学训练，可为什么医院的产妇死亡率会远高于在家中分娩的产妇呢？产褥热到底是如何而来的？

那时，人们对产褥热的病因提出了五花八门的解释。例如，妊娠早期着装不当、男医生接生玷污了产妇的贞洁，病因学的正统学说则以"瘴气说"和"体液说"来解释产褥热的成因。瘴气说认为产褥热通过污浊的空气传播，可是两个产区距离很近，空气完全可以在两个产区之间自由流通，这种观点显然不成立。体液说则认为疾病是由人体自身的体液失衡导致的，可是两个产区隔日轮流收治产妇，产妇进入哪个产室只取决于其到达医院的日期，几乎是随机的[2]。塞麦尔维斯认为，这些假说都不能解释观察到的现象，一定遗漏了某些重要的致病因素。

很快，塞麦尔维斯注意到了第二个现象：按当时的惯例，产科医师每天早上先做尸体解剖，然后再进入病房。之所以有这个程序是因为在 19 世纪上半叶，病理解剖作为医学进步的标志被纳入标准医学教育中，所以医院要求医师必须学习解剖技术，那些死于产褥热的产妇尸体也会被送去解剖，医师希望从解剖学的病理变化中发现死亡原因。所以，产科医师和医学生可以随意进出停尸房，而助产士只需要进行产科实习，不允许对死者进行检查，也不能参与尸体解剖。难道产科第一病区居高不下的病死率与医师参加解剖有关吗？塞麦尔维斯陷入了思考。

1846 年，塞麦尔维斯度假后返回医院得知，一位同事在尸体解剖时不小心被手术刀误伤，后来因并发严重感染致死，他的尸体解剖结果与死于产褥热产妇的病理结果相同。

这些发现让塞麦尔维斯警惕起来。他意识到同事可能受"尸体毒素"侵入创口致死，联想到他和实习医生在完成尸体解剖后，会直接进入病区为产妇做妇科检查，并未清洗双手，这很可能是导致第一产区的产妇死于产褥热的主要原因。

于是，身为主任助理的塞麦尔维斯做出规定，所有医师在为产妇检查前，必须把双手洗干净。他还发现，用普通肥皂洗手不能除去尸解后残留在手上的气味，而氯化钙溶液则可以。于是，他建议医生在尸解后都要用氯化钙溶液洗手。这一成效十分显著，没有实施灭菌措施之前的 1847 年 4 月，第一产区有 57 人死亡，病死率为 18%；而实施灭菌措施后，同年 7 月只有 3 人死亡，病死率只有 1.2%。塞麦尔维斯大受鼓舞，他公开表明产褥热是由产科医师的手传染给产妇的，因而强调，在检查产妇前必须洗手，不但如此，对于那些有开放性创口的患者也要进行隔离。

遗憾的是，他的同事和实习医生对灭菌尚无意识，反对这项改革。大家认为他的假说有损病理解剖和医生的形象，塞麦尔维斯当时只有 26 岁，很多人都不相信他，更不愿意承认自己的手是脏的。塞麦尔维斯把意见上报维也纳医学会，但他的观点触动了某些人的威严，遭到一些权威人士的反对，其中还包括其导师。这些人为维护自己虚假的尊严，最终在 1849 年 3 月把塞麦尔维斯逐出医院。在他离职后，产科第一病区的病死率又恢复到原来的水平。

1850 年，心灰意冷的塞麦尔维斯离开维也纳，回到故乡。可故乡同样不那么欢迎他，即便如此，他仍不遗余力地在多家医院推行洗手措施，以预防产褥热。他坚信自己的理论是正确的，并认为每个医院都应推行洗手措施，遏制产褥热流行，否则就是一种失职[3]。

1855 年，塞麦尔维斯在佩斯大学谋得产科教授的职位，虽然那里的产科病房条件很差，但他坚持推行灭菌措施，令那里的产妇病死率下降。遗憾的是因长期受到不公正的待遇，导致其精神状态由压抑转为狂躁。他开始给有名望的医生写信，谴责他们是"毫无责任心的产妇杀手"。在 1861 年出版的著作《产褥热的病因、概念和预防》里，他用大量篇幅咒骂他的"敌人"，当然，他也遭到"敌人"的攻击。1865 年，家人认为塞麦尔维斯失去了理智，把他送到精神病院治疗。

不久，塞麦尔维斯就被精神病院的守卫殴打，两周后，他死于自己一生都在竭力对抗的细菌感染，年仅 47 岁。

塞麦尔维斯的遗书中有这样一段话：

回首往事，我只能期待有一天终将消灭这种产褥感染，并用这样的欢乐来驱散我身上的哀伤。但是天不遂人愿，我不能亲眼看见这一幸福时刻，就让坚信这一天早晚会到来的信念作为我的临终安慰吧。

时光流转，人们并没有忘记塞麦尔维斯，反而称他为"伟大的现代无菌术和流行病学的先驱"。他对产褥热病因及其预防措施的探索，是传染病学和流行病学发展史上的里程碑，他所猜测的"尸体毒素"就是一种致病原，对后世医学的发展有着重要意义。

在流行病学研究中，塞麦尔维斯从捕捉可能病因的猜想，提出病因假设，并寻找控制可疑病因的方法，测试干预方法的效果，最终有效地控制疾

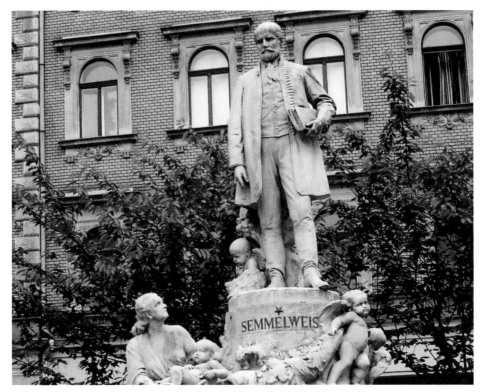

布达佩斯的塞麦尔维斯雕像

病的流行并确认病因假设的正确性，这一系列步骤反映了现代流行病学完整的思路和方法 [4]，为之后巴斯德、李斯特、科赫等人的研究奠定了基础。

为了对这位做出巨大贡献的医学者予以纪念，1894 年，人们在布达佩斯为塞麦尔维斯建立了纪念馆。如今，匈牙利首都布达佩斯市中心的广场上竖立着他的纪念雕像，布达佩斯最著名、最古老的医科大学也以他的名字来命名（塞麦尔维斯大学）。人们给他授予"母亲的救星"这一至高的荣誉称号。

塞麦尔维斯也许从来没有意识到自己会成为一个科学巨人，他只是把自己当作一个平凡的产科医生，面对学术界的反对和诋毁，他坚持真理、捍卫真理，他的精神照亮了科学的天空。

从巴斯德到科赫

翻开传染病学的历史，路易斯·巴斯德（Louis Pasteur，1822～1895 年）是一位不能不提到的人物，他也是人类历史上最具影响力的人物之一，在美国学者麦克·哈特（Michael H.Hart）所著的《影响人类历史进程的 100 名人排行榜》中，巴

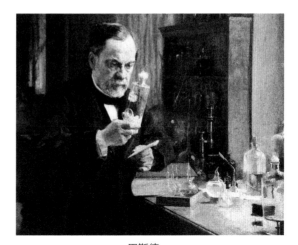

巴斯德

斯德名列第 12 位，可见其在人类历史上巨大的影响力。

巴斯德是一位不知疲倦的科学家。他一生致力于研究微生物，把微生物的研究从主要研究微生物的形态转移到研究微生物的生理特性，从而奠定了工业微生物学和医学微生物学的基础，并开创了微生物生理学。巴斯德还把微生物与疾病联系在一起，进而提出细菌致病学说。

巴斯德的故事从 1822 年开始。这一年的 12 月 27 日，巴斯德诞生在法国东部裘拉省的洛尔镇，中学时的他在周围人看来并没有什么过人之处，但很爱问问题，凡事喜欢追根究底，甚至因此成为某些老师的"眼中钉"。然而，就是通过这样不断地发问、学习，巴斯德渐渐变成优秀的学生。

1843 年 8 月，巴斯德考入大名鼎鼎的巴黎高等师范学院，攻读化学和物理教学法。课堂上学来的知识，他都要用实验来验证，整天埋头在实验室里，因此被戏称为"实验室的蛀虫"。

在 26 岁那年，巴斯德进入法国化学家巴拉尔（Antoine-Jérôme Balard，1802~1876 年）的实验室（巴拉尔因发现溴元素，在当时名气很大），一面当助手，一面进行研究。在这个实验室里，巴斯德进一步明确了自己的理想——成为化学家，并成功地对晶体进行研究。

但后来研究中的一些意外发现和家庭变故改变了他的职业方向。巴斯德的五个孩子中，有三个孩子死于伤寒，也许是这一原因驱使巴斯德最终走入传染病的研究领域。

时光回溯到 1855 年，当时，法国的啤酒、葡萄酒业在欧洲较为有名，但啤酒、葡萄酒在酿造过程中很容易腐败变酸，这样的酒只得倒掉，很多商人甚至因此破产。1856 年，法国里尔的一家酿酒厂厂主请巴斯德帮助寻找酿酒变酸的原因。他在显微镜下观察，发现未变质的陈年葡萄酒，其液体中有一种圆球状的酵母细胞；当葡萄酒变酸后，会出现一根根细棍似的乳酸杆菌，就是这种"坏蛋"的繁殖，使葡萄酒变酸。

巴斯德把封闭的酒瓶放在铁丝篮子里，泡在水里加热到不同的温度，试图杀死这些乳酸杆菌，而又不会把葡萄酒煮坏。经过反复多次实验，他终于找到一种简单有效的方法：只要把酒放在 60℃ 左右的环境里，保持半小时，就可杀灭酒中的乳酸杆菌，这就是著名的"巴斯德消毒法"，又称"巴氏杀菌法"，他没有申请专利，而是选择把方法公开。因巴斯德认为利用研究结果获利是学者的耻辱，这种信念终其一生都没有改变。

巴氏消毒法至今仍在使用，市场上出售的牛奶、果汁等很多产品都是用这种方法进行灭菌的。这个方法直接挽救了法国的啤酒酿造业，以至于在普法战争 ① 后，法国的啤酒质量一度超过当时的啤酒酿造大国——德国。

在此之前，人们从未听过巴斯德发现的酵母菌、乳酸菌，这些"小东西"是从哪里来的呢？古老的传说认为，生命是自然产生的，如"破布可以闷出小老鼠""腐草能化为萤火虫"等，人们以为酵母菌、乳酸菌也是如此。1859 年，巴斯德所做的实验推翻了"自然发生说"。他在曲颈瓶、直颈瓶里放入肉汁，分别用火加热，对肉汁及瓶子进行灭菌处理。放在曲颈瓶里煮过的肉汁密封后，由于不再和空气中的细菌接触，结果肉汁存放 4 年也没有腐败；而放在直颈瓶中的肉汁没有被密封储存，很快就变质了。这个实验解释了生命不是凭空产生的，也因为巴斯德的这一发现，人们才知道伤口的腐烂和疾病的传播与微生物有关。消毒与预防疾病的方法在医学界盛行起来。但到巴斯德老年时，他仍然觉得当时的实验并不严谨，所以没有妄下实验结论，也就是说，巴斯德认为自己并没有推翻"自然发生说"。

经过几次实验，人们对巴斯德更加信任，甚至开始依赖。19 世纪 60 年代，一种疫病使法国南部的养蚕业遭到重创，连同丝绸纺织业也一蹶不振，

---

① 普法战争在法国称 1870 年法德战争，在德国称德法战争，是普鲁士王国为了统一德国，并与法兰西第二帝国争夺欧洲大陆霸权而爆发的战争，以普鲁士大获全胜，建立德意志帝国而告终。

人们向巴斯德求援。

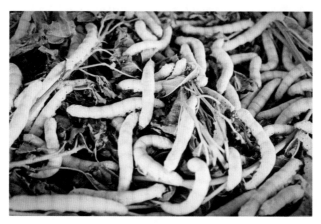

蚕（图片来源：Pixabay）

巴斯德发现病蚕身上长满棕黑色的斑点，就像粘了一身胡椒粉。他用显微镜观察，发现一种很小的、椭圆形的棕色"微粒"，是它感染丝蚕及饲养丝蚕的桑叶，巴斯德认为所有被感染的丝蚕及被污染的桑叶必须毁掉，重新养殖健康的丝蚕。因为他发现这种"胡椒病"有很强的传染性，可通过蚕的粪便传染。除此之外，巴斯德还发现蚕的一种肠道疾病——造成这种蚕病的细菌寄生在蚕的肠道内，会使整条蚕变得发黑而死。巴斯德告诉人们消灭蚕病的方法很简单，通过检查淘汰病蛾，遏止病害的蔓延，不用病蛾的卵来孵蚕。这个办法很快重振了法国的养蚕业。

巴斯德是一位高产的科学家，因对蚕病和酵母菌的研究而获得国民议会颁发的国民奖，1876 年 9 月，他代表法国出席在意大利米兰举行的国际养蚕大会。回国后，他拖着病体，又开始对炭疽进行研究。

1877 年，法国东部炭疽蔓延。牛、羊等牲畜是主要感染群体，人类偶尔也会感染，感染的伤口上会呈现 1～3 厘米直径的无痛溃疡，中央有黑色坏死的焦痂，故称炭疽。巴斯德在进行鸡霍乱的研究中偶然发现与空气接触的旧培养菌的毒性会变弱。他判断这种菌可能有免疫作用，也许可以预防炭疽。他找来 50 只健康的羊，然后把弱的炭疽病菌注射到 25 只羊体内，2 周后又把强的炭疽病菌注射到全部的 50 只羊体内。他向大家预测，"起初注射弱的炭疽病菌的 25 只羊不会生病，而另外那 25 只先前没有注射炭疽病菌的羊会死掉"。2 天后，一群人观看实验结果，结果 25 只羊无碍，25 只羊死亡。巴斯德发明的这种预防接种方法，成功地预防了炭疽。

巴斯德也是世界上最早成功研制出炭疽减毒活疫苗的人，从而使畜牧业免受炭疽感染造成的损失。1881 年，他因这项贡献得到杰出十字奖章，1882 年被选为法国科学院院士，这是当时法国学者的最高荣誉。

在研究炭疽疫苗时，巴斯德和他的助理还在进行狂犬病疫苗的研究。狂犬病每年会夺走数以百计法国人的生命，当时没有疫苗，对付狂犬病甚至会使用烧红的铁棍。19 世纪的欧洲人相信，火焰与高温可以净化一切事物，包括肉眼看不见的细菌。

巴斯德在显微镜下仔细观察狂犬的脑髓液，并没有发现病菌。可是把狂犬脑髓液注射到正常犬体内，正常犬马上会发病。他认为这一定是一种比细菌还要小的病原体在作怪。

后来，随着烟草花叶病毒被发现，病毒被正式命名。不过病毒被发现的过程显得有些曲折而漫长。在电子显微镜的发明人恩斯特·鲁斯卡（Ernst August Friedrich Ruska，1906～1988 年，1986 年诺贝尔物理学奖得主）的弟弟哈尔墨特·鲁斯卡（Helmut Ruska）的协助下，德国生物学家在 1939 年观察到烟草花叶病毒，并确认其为杆状颗粒，人类才第一次看到了病毒的"面孔"。

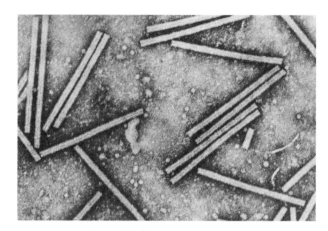

电子显微镜下的烟草花叶病毒

从最初推定烟草花叶病毒为滤过性病原体，到观察到这种微观"颗粒"，人类整整用了 41 年的时间 [5]。此后又有多种病毒被发现，研究者才真正认识到，原来除致病菌之外，病毒也是一类重要的可导致传染病的微生物。

受制于观测条件的限制，尽管当时巴斯德没有看到狂犬病毒这种极其微小病原体的样子，但并不妨碍他进行狂犬病疫苗的研发。

1885 年，巴斯德为一位被狂犬咬伤的男孩打下第一针狂犬病疫苗，一个月后，男孩奇迹般的康复了。巴斯德成为世界上第一个能挽救狂犬病患者生命的人。

巴斯德晚年对狂犬病疫苗的研究是他科学生涯中的光辉一章，1895 年 9 月 28 日，奋斗一生的微生物学家巴斯德与世长辞，享年 72 岁。为纪念他对人类抗击狂犬病等做出的巨大贡献，世界卫生组织等指定巴斯德去世的日期为世界狂犬病日。

如果说是巴斯德提出了细菌致病学说，那么比他小 21 岁的德国科学家罗伯特·科赫（Robert Koch，1843～1910 年）则是把细菌致病学说发扬光大的人。

科赫是一位非常认真、细心的人，毕生都在探索疾病是如何形成的。他提出每种疾病都有一定的"病原菌"，纠正了当时人们认为所有疾病都源于一种病菌的观点，从而兴起了关于疾病来源的研究。

这位伟大的科学家于 1843 年生于德国汉诺威州克劳斯塔尔小城，父亲是矿山职员。5 岁时，科赫就能借助报纸学习，似乎预示了其超凡的智慧和毅力。

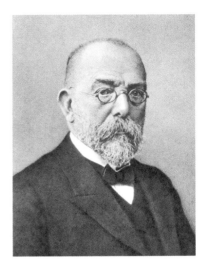

罗伯特·科赫

1862 年，科赫考入德国哥廷根大学医学院，前两个学期学习植物学、物理学和数学，后转学医学。1866 年毕业后，他先是在军队中担任随军医生，普法战争后在东普鲁士的一个小镇当医生。1872 年他又被推荐到波森州沃尔施顿（现属波兰）的地方卫生机关任职。在完成本职工作的同时，科赫建立了一个简陋的实验室，开始了针对细菌的业余研究。当时的沃尔施顿正在流行牛炭疽，科赫和巴斯德几乎同时启动了对炭疽的研究。

当时，作为一个不知名的医生，科赫既没有实验室，也没有饲养可供实验用的牛羊，只能买来一些小鼠做实验。他从患炭疽死亡的家畜脾脏中抽血注射到健康的小鼠体内后发现，小鼠很快就出现炭疽的症状，于是他抽出患病小鼠的血液，用妻子送给他的在那时还算先进的显微镜观察后发现，小鼠血液中也出现了"棒状体"。但是，严谨的科赫并没有盲目地认为棒状体就是致病病原体，他认为，要确认棒状体是否为炭疽的致病病原体，必须首先确认这些棒状体是能够生长繁殖的杆菌，而不是血液被破坏后的产物；其次要把这种杆菌分离到动物体外进行培养获得纯系菌株后再注射到健康动物体内，如果健康动物再次出现炭疽症状，才能确认该杆菌是致病病原体。

可是，科赫反复实验都没有成功。直到后来他把牛眼球中的房水①与实验小鼠的血液混合在一起，才使患病小鼠血液中的棒状体在小鼠体外繁殖成功。同时，科赫惊奇地发现，这些小小的棒状体居然可以应对环境的变化：在周围环境恶化时，棒状体会变成芽孢；环境变好后，芽孢又会转化为棒状体。此时，科赫可以确信，患炭疽的动物血液中的棒状体就是杆菌。事实证明，科赫的判断是对的，他把在动物体外培养出来的已繁衍多代的杆菌注射到健康的动物体内后，这些动物也出现了炭疽症状。为隔断炭疽的传播途径，科赫认为必须杀死已感染的动物，并进行焚烧或深埋处理。

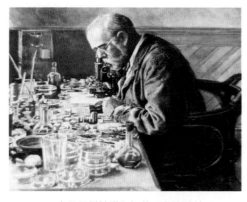

正在用显微镜进行细菌观察的科赫

1876 年，科赫在《植物生物学文稿》杂志上公开发表这项研究成果。巴斯德用显微镜进行观察后也肯定了科赫的研究，"某种特定的疾病是由某种特定的细菌引发的推论"得到了一次严格的证明。

因为这项重大贡献，科赫在1880 年被聘任到德国柏林的皇家卫生局工作。此时，细菌研究热潮正在世界各地兴起，"怎样才能把一个又一个菌种从杂菌中分离出来？"几乎成了科赫经常思考的问题。1881 年，他发明了使用固体培养基的"细菌纯培养法"，

① 房水是指充满于眼房内的无色透明液体。

这种培养法的发明，被认为是细菌研究的一次重大突破。

有了高效分离培养纯种细菌的"绝技"，科赫开始向当时危害人类健康的肺结核发起"冲击"。

但无论科赫如何操作，他都无法从结核病患者的病变肺或肝组织中找到任何特殊的细菌。可他把因结核病死亡的患者的肺磨碎擦在老鼠和兔子身上后，却让它们感染了结核病。反复地实验使他意识到结核菌很可能是透明的，需要给它染色才能被观察到。于是，科赫用各种色素进行染色实验，并不断改变染色方法，终于发现了被染成蓝色呈细棒状的结核杆菌。他又用血清培养基对结核杆菌进行培养，获得了人工培养出的结核杆菌苗，把结核杆菌制成悬液注射到豚鼠的腹腔内，豚鼠会感染结核病。这项实验证明了结核杆菌是结核病的致病病原体，并明确了传播途径为空气和接触传播。科赫的发现，挽救了无数人的生命，他于 1905 年获得诺贝尔生理学或医学奖。

结核病被攻破后，人们记住了科赫的名字。1883 年，科赫作为德国霍乱调查委员会成员，到埃及、印度考察，不仅发现了霍乱的致病病原菌——霍乱弧菌，而且成功地发现霍乱弧菌交叉感染的途径——经过水、食物、衣物等传播，并找到了控制它的办法。

为了调查研究传染病，科赫先后到非洲、亚洲等国家和地区，带领学生研究疟疾、鼠疫、伤寒、牛瘟、回归热及昏睡症等疾病，取得了许多重大发现，并于 1884 年总结出确认某种细菌是否为某种特定疾病的病原菌的四条原则：

①在所有病例的发病部位都能发现这种细菌；

②这种细菌可从病体中分离出来，并能在体外培养成纯菌种；

③把这种纯菌种给其他健康动物接种后，能引起相同的疾病；

④在接种纯菌种而致病的动物身上，仍能分离、培养出同种细菌。

如果进行了上述 4 个步骤，并得到确切的证明，就可以确认该微生物即为该病害的病原体，这就是著名的科赫法则。虽然该方法并不完善，譬如霍乱、结核病等疾病未必能在不同个体中产生相同表现，但该方法依然成为当时传染病学领域确定某种致病病原体的"金科玉律"。

科赫奔波劳碌一生，1910 年 5 月 27 日，67 岁的科赫坐在他的圈椅中安详地长眠了。在他有限的生命中留给我们太多"财富"：发现结核杆菌、霍乱弧菌、沙眼衣原体，证明炭疽是由炭疽杆菌引起的，在针对疟疾、昏睡病、淋巴腺鼠疫、牛瘟、麻风病、黑水热等传染病的研究中做出巨大贡献；他还把微生物学作为一门独立学科开始形成，并出现不同分支学科，如细菌学、免疫学、病毒学、酿造学、真菌学等。

有学者统计，科赫在医学史上添加了近 50 种医治人或动物疾病的方法。直到今天，他研究的全部意义仍然是无法估量的。

电子显微镜发现的新世界

尽管 20 世纪初的微生物学家已经意识到病毒的存在，但看清其"样貌"要等到 20 世纪 30 年代电子显微镜发明以后。

1886 年，卡尔·蔡司（Carl Zeiss，1816～1888 年）发明了一种新式镜头并改进复合式显微镜，进一步提高了显微镜的放大倍数。通过物理学方面的研究，尤其是电磁波理论的研究（光也是一种电磁波），科学家发现光学显微镜的放大倍数有一个无法逾越的极限。这个极限是由可见光的波长决定的：任何小于可见光波长的物体都会使可见光发生衍射，从而无法通过可见光被清晰地看到。

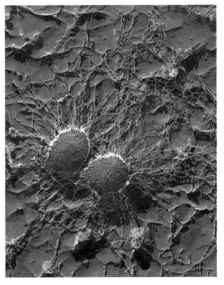

电子显微镜下的细菌

研究发现，可见光的波长在 400～780 纳米，而烟草花叶病毒的大小约为 300 纳米 ×18 纳米，狂犬病毒长为 130～240 纳米、直径为 65～80 纳米，还有的病毒尺寸更小，因而用普通光学显微镜无法观察到。用一个比较形象的比喻来形容，光照在病毒身上就好像用 10 厘米孔径的渔网去捞 1 厘米大小的鱼，肯定是捞不到的。

怎么解决这个问题，意味着研究者必须另辟蹊径研制新的观察利器，电子显微镜就在这样的背景下诞生了。

当时一部分科学家的思路是，既然放大倍数难以提升的症结在于可见光的波长太长了，那选一种波长短的光是否就可以了呢？

20 世纪初，德国的奥古斯特·科勒（August Karl Johann Valentin Köhler，1866～1948 年）等人发明了紫外显微镜（利用紫外线作光源来观察物体的显微镜）。紫外线的波长比可见光短，这使显微镜分辨率有一定程度的提高，但紫外线仍不是最好的成像媒介，不能满足科研和生产的需要。

法国理论物理学家路易·维克多·德布罗意（Louis Victor Duc de Broglie，1892～1987 年）在 1924 年的博士论文中提到，电子是一种波，而且是一种波长很短的波。其波长只有光子波长的十万分之一左右，仿佛一根极细的探针，理论上它打在比细菌更微小的生物体或生物体的结构上能被反射，这些反射的电子能生成一张照片，这就是电子显微镜的基本原理。

1932 年，在德国柏林科工大学压力实验室工作的年轻研究员卢斯卡和他的教授克诺尔合作，成功研制了具有两个磁透镜的透射电镜，放大倍数虽然只有几倍，但证实了使用电子束和电子透镜可以形成与光学透镜类似的电子像。

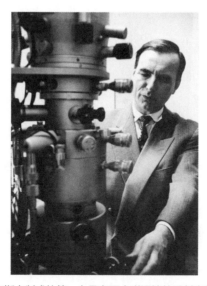

卢斯卡制成的第一台具有两个磁透镜的透射电镜

而后，在 1933 年，卢斯卡用改进后的磁透镜获得了能够放大 12000 倍的电子显微镜——这可以说是现代电子显微镜的鼻祖，远远超过了光学显微镜的放大极限。

研制电子显微镜取得的成就为研究微生物打开了方便之门。1986年，卢斯卡因为这项成就获得诺贝尔物理学奖，他也成为目前诺贝尔奖历史上等待时间最长的获奖者。

而后随着电子显微镜的不断改进，能够放大的倍数也越来越大。不仅可以看到病毒结构，甚至能够看到一些生物大分子和经过特殊制备的某些类型材料中的原子。因此，电子显微镜很快就成为传染病研究中的重要工具。

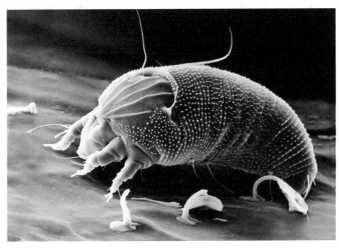

电子显微镜下的螨虫（图片来源：Pixabay）

电子显微镜与光学显微镜有一些相通之处。光学显微镜通常是利用电灯作为光源。电灯发出的光波被聚光器汇聚到透明物体上，然后经过物镜等一系列透镜形成放大的图像。而电子显微镜是用电子束而非可见光来成像。简单地说，电子束同光波相似，但其波长较可见光的波长短很多，这就使电子显微镜的分辨率大大提高。在电子显微镜中，磁场的作用类似于光学显微镜中的透镜。

但电子显微镜的作用原理与光学显微镜完全不同，光学显微镜利用的是光在被测物体上发生的反射，然后通过透镜收集进入人的眼睛。电子显微镜则使用电子枪向被测物体发射高能电子束，电子束与被测物体发生作用产生一系列信号。正常人的眼睛显然不具备收集这些电信号的能力，所以电子显微镜可以把电子信号转化为人能看到的逼真和具有立体感的图像。

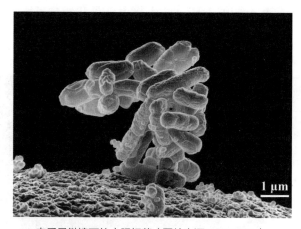

电子显微镜下的大肠杆菌（图片来源：Pixabay）

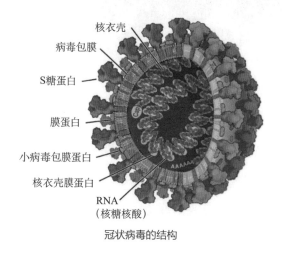

核衣壳
病毒包膜
S糖蛋白
膜蛋白
小病毒包膜蛋白
核衣壳膜蛋白
RNA
（核糖核酸）

冠状病毒的结构

通过电子显微镜，人们甚至可以观察气味分子进入蝴蝶触须的途径。材料科学家利用电子显微镜可以从原子尺度研究得到材料的微观结构及化学成分等信息；生理学家可以通过电子显微镜对神经组织进行研究，还可以动态观察病毒进入细胞的过程。

对病毒学研究者而言，这样的显微镜自然是十分强大的利器。

在电子显微镜的帮助下，研究者已经可以让病毒的结构清晰地呈现在我们面前。

因为电子显微镜的发明，研究者对病毒有了更为深入的认识。用电子显微镜可观察到它是由规则排列着的许多单元小粒子构成，不过病毒的世界也很复杂，现在我们一般说的病毒是指狭义上的病毒，它能够利用宿主细胞的营养物质来自主地复制自身的 DNA（脱氧核糖核酸）或 RNA（核糖核酸）、蛋白质等生命遗传物质；而广义的病毒则复杂得多，包括拟病毒、类病毒、病毒粒子等，因此很难对病毒做出唯一的明确的定义。

1955~1960 年，在罗马尼亚科学院病毒学研究所留学时，因为研究病毒结构的需要，后来成为中国工程院院士的洪涛就时常用到电子显微镜。当时，我国已经开始进行电子显微镜的研制。1958 年，我国成功地仿制出第一台电子显微镜，但其分辨率只能达到 10 纳米。这还不能满足病毒学基础研究及其他众多领域的发展需要。

留学回国后，除了基础的病毒学研究，看到我国病毒学研究在微观结构领域几乎还是一片空白，洪涛主持建立了我国第一个病毒病理和生物医学超微结构实验室，建立了一整套生物医学电子显微镜的研究方法。

受电子显微镜本身的设计原理和现代加工技术手段的限制，已有的电子显微镜的分辨率已接近极限。如果要进一步研究比原子尺度更小的微观结构，需有概念和原理上的根本性突破。

1982 年，一种新的物理探测系统——扫描隧道显微镜被联邦德国物理学家格尔德·宾宁（Gerd Binnig，1947~至今）和瑞士科学家海因里希·罗雷尔（Heinrich Rohrer，1933～2013 年）制造成功。这种新型显微镜的分辨率高达 0.1 埃[①]，放大倍数可达 3 亿倍，最小可分辨的两点距离仅为原子直径的 1/10。扫描隧道显微镜能够捕捉到携带原子结构的信息，将其输入电子计算机，经过处理即可显示出物体的三维图像。

鉴于卢斯卡发明电子显微镜，宾宁、罗雷尔设计制造扫描隧道显微镜的成就，瑞典皇家科学院决定授予他们 1986 年诺贝尔物理学奖。

到 20 世纪七八十年代，尽管发明的电子显微镜的功能已经足够强大，但也有一个明显的弱点——强大的电子束可能会破坏生物材料，长期以来电子显微镜被认为只适用于"死的物质"，或者静止的物质。这种原因也导致电子显微镜在生命科学领域的应用滞后于材料科学。

生物体每时每刻都在运动，其在不同的运动状态下细胞会具有不同的结构形态。因为无法制作高分辨率生物电子显微镜样品，研究者想进一步深入了解就遇到了很大障碍。

而后逐步发展起来的冷冻电子显微学技术让这种状况得以改善。瑞士生物物理学家雅克·杜波谢（Jacques Dubochet，1942～至今）在 20 世纪 80 年代初成功地把水玻璃化——他发明了一种方法，可以非常迅速地冷却水，使其无法结晶便固化在生物样品周围，使生物分子即使在真空中也可保持其自然形状。研究分子生物学的人都知道，生物细胞内的水一旦冷冻到一定程度就会结冰，而形成的冰晶体会破坏细胞内各种物质的原有形态。但雅克·杜波谢让这些水迅速冷却变成不形成冰晶体的玻璃态，可以让细胞内的分子保

---

① 埃是光波长度和分子直径的常用计量单位，比纳米小的一种数量级，符号为"Å"。这个单位名称是为纪念瑞典物理学家埃格斯特朗（Ångström，1814～1874 年）而定的。1 埃 = 0.1 纳米 = 10 ($^{-10}$) 米。

持原样，以便在电子显微镜下进行观察。

在 1975～1986 年，德裔美国生物学家阿希姆·弗兰克（Joachim Frank，1940～至今）也开发了一套图像处理方法，能够对电子显微镜获得的模糊二维图像进行分析并产生精细的三维图像。1990 年，英国生物学家理查德·亨德森（Richard Henderson，1945～至今）则成功地使用电子显微镜得到蛋白质三维结构图像。2013 年，研究者实现了符合指标的原子层面分辨率，冷冻电子显微学技术可以在生物学等众多领域被广泛应用。

通过这项技术，研究人员可以把运动着的生物分子进行冷冻并将其结构机制进行成像，这不仅有助于研究者对生命化学过程的基本机制有深入了解，也为药物研制、疫苗开发等提供重要参考。因此，现在研究者使用冷冻电子显微学技术分析生物分子三维结构已是一种常见做法。在一些致病菌和病毒的研究中，因为有了冷冻电子显微学技术，病毒学家对它们的"真面目"也了解得更加清楚，这为传染病学研究者寻找更为有效的应对策略提供

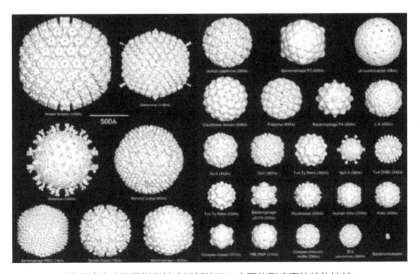

使用冷冻电子显微学技术解析的正二十面体型病毒的结构比较

了重要的支撑作用。

雅克·杜波谢、阿希姆·弗兰克及理查德·亨德森三位科学家也因为冷冻电子显微学技术而获得 2017 年诺贝尔化学奖。这项技术简化并大大提升了生物分子成像的质量，从而把生物化学领域带入一个崭新的时代。

截至目前，电子显微镜的发展已经有近百年历史，为了适应不同功能的需要，逐步发展出多种技术，并且电子显微镜的分辨率也在不断提高，可以实现超微检测、动态观察和分析计算的有机结合。在电子显微镜的帮助下，病毒学家可以对病毒的内部结构有更为清晰的认识，所研究的病毒等微生物种类也越来越多。

据统计，到现在为止已经被研究人员观察并命名及做出科学描述的病毒达数千种之多。如果没有电子显微镜的应用，很多病毒就无法被我们认识和了解。

核酸分子的发现与传染病控制

今天的我们已经知道，核酸是由许多核苷酸聚合成的生物大分子化合物，是生命最基本的物质之一，不仅是基本的遗传物质，而且在蛋白质的生物合成方面也有重要作用，因而在生长、遗传、变异等一系列重大生命现象中起决定性的作用。

核酸广泛存在于生物体内，其常与蛋白质结合形成核蛋白。不同的核酸，其化学组成、核苷酸排列顺序等不同。根据化学组成不同，核酸分子可分为核糖核酸（RNA）和脱氧核糖核酸（DNA）。DNA 是储存、复制和传递遗传信息的主要物质基础，RNA 可帮助蛋白质的合成。

1868 年，在德国化学家霍佩·塞勒（Hoppe-Seyler，1825～1895 年）的实验室里，有一位 24 岁的瑞士籍研究生名叫米歇尔，他在实验室所承担的工作是研究脓血中细胞的化学成分。

有一天他把细胞经过一系列的处理后得到细胞核，米歇尔对组成细胞核的物质进行化学分析，发现细胞核内含有与细胞内其他有机物明显不同的物质，这种物质的磷含量很高，远高于蛋白质，而且对蛋白酶有耐受性。米歇尔认为这是一种新物质。

霍佩·塞勒是当时德国生物化学界的权威，治学严谨，他要亲自做实验证实米歇尔的研究后，才允许发表这项成果。霍佩·塞勒用酵母细胞进行实验，最后果然证实了米歇尔的发现。米歇尔把他发现的新物质命名为"核素"，也就是后来被公认的核酸。之后，科学家发现"核素"呈酸性，因此改称为核酸。

米歇尔发现生殖细胞中富含核酸，核酸在各种细胞中广泛存在，细胞分裂前核酸含量会显著增加。可惜的是，米歇尔经过一番研究后认为不同生物的核酸性质过于接近，无法解释生物遗传的多样性，他认为遗传信息更可能储存于蛋白质中，所以米歇尔与遗传物质的发现失之交臂。

米歇尔未能发现遗传物质的秘密也受到当时客观条件的限制，因为显微镜技术有限，还无法解析核酸的结构。

此时，另一条轨道上的研究也在展开。

1865 年，奥地利遗传学家格雷戈尔·孟德尔（Gregor Johann Mendel，1822～1884 年）第一次提出了"遗传因子"的概念。1866 年，他提出"孟德尔遗传定律"，揭示基因遗传的基本规则。但直到 20 世纪初，科学界才真正接受孟德尔所提出的遗传规律。

1909 年，丹麦生物学家维尔赫姆·路德维希·约翰逊（Wilhelm Ludwig Johannsen，1857～1927 年）用"基因"一词取代"遗传因子"。从此，基因便被看作是生物性状的决定因素、生物遗传变异的结构和功能的基本单位。美国生物学家托马斯·亨特·摩尔根（Thomas Hunt Morgan，1866～1945 年）从 20 世纪初开始进行著名的"果蝇杂交实验"，从中发现伴性遗传[1]规律，证实了染色体与遗传基因的关系。1926 年，摩尔根发表了著名的《基因论》，创立染色体遗传理论。

20 世纪 20 年代，德国生物学家艾尔布雷奇·科塞尔（1853～1927 年）及他的两个学生琼斯和列文揭示了核酸的基本化学结构，证实核酸是由许多核苷酸组成的大分子。核苷酸由碱基、核糖和磷酸等构成，其中碱基有腺嘌呤、鸟嘌呤、胞嘧啶和胸腺嘧啶。

很快，美国科学家也在核酸研究中取得重要进展。1928 年，英国微生物学家弗雷德里克·格里菲斯（Frederick Griffith，1879～1941 年）用一种有荚膜、毒性强的和一种无荚膜、毒性弱的肺炎双球菌对老鼠进行实验。他把有荚膜病菌用高温杀死后与无荚膜的活病菌一起注入老鼠体内，老鼠很快就发

---

[1] 伴性遗传是性染色体上的基因所表现的特殊遗传现象，指在遗传过程中的子代部分性状由性染色体上的基因控制，这种由性染色体上的基因所控制性状的遗传总是和性别相关。

病死亡，并且他从实验老鼠的血液中分离出具有活性的有荚膜病菌。格里菲斯猜想这是具有活性的无荚膜病菌从灭活的有荚膜病菌中获得了某种物质，才使无荚膜病菌转化为有荚膜病菌。

这种假设是否正确？格里菲斯再次用实验证实。他把灭活的有荚膜肺炎双球菌与具有活性的无荚膜肺炎双球菌同时放在试管中培养，无荚膜病菌居然全部变成有荚膜病菌，并发现使无荚膜病菌长出蛋白质荚膜的就是已被杀死的有荚膜菌壳中遗留的核酸。很重要的一点是，在高温加热过程中，有荚膜病菌的荚膜中的核酸并没有被破坏。于是，格里菲斯把这种核酸称为"转化因子"。

1929 年，科赛尔、琼斯和列文又确定了核酸中有核糖与脱氧核糖两种，并据此把核酸分成核糖核酸（RNA）和脱氧核糖核酸（DNA）两类。

但是，列文根据当时比较简略的分析认为，4 种碱基在核酸中的量相等，从而错误地推导出核酸的基本结构是由 4 个含不同碱基的核苷酸连接成四核苷酸，以此为基础聚合成核酸，这就是著名的"四核苷酸假说"。这个假说从 20 世纪 20 年代到 40 年代占主导地位，对认识复杂的核酸结构和功能有一定的阻碍作用。

当时的研究者还没有充分认识到核酸的价值。核酸虽然是在细胞核中发现的，但当时认为它的结构过于简单，也就很难想象它能在异常复杂多变的遗传过程中起到哪些重要作用，甚至有些科学家在蛋白质的结构被阐明之后，认为很可能是蛋白质在遗传过程中占主导地位。

1944 年，美国细菌学家艾弗里从有荚膜病菌中分离得到具有活性的"转化因子"，并对这种物质进行了是否存在蛋白质的检验实验，结果为阴性，即不存在蛋白质。但这个结果在当时并没有得到广泛认可，因为科学界怀疑当时的技术不能除净蛋白质，也许是残留的蛋白质起到了转化作用。不过到了 1952 年，美国科学家通过实验更为充分地证明 DNA 有传递遗传信息的功能，而蛋白质则是由 DNA 的"指令"合成的。这一结果最终得到了学术界的认可。

此时，奥地利生物化学家埃尔文·查戈夫（Erwin Chargaff，1905～2002年）已经对列文的"四核苷酸假说"产生怀疑。他认为如果不同的生物种类是由于 DNA 的不同所致，则 DNA 的结构必定十分复杂，否则难以适应生物界的多样性。因此，在 1948～1952 年，他利用更精确的方法反复实验，得出了不同的结果，从而否定了"四核苷酸假说"，为探索 DNA 分子的真正结构提供了重要的线索和依据。

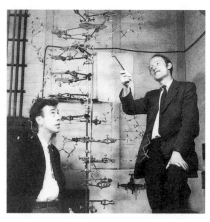

沃森和克里克发现了 DNA 双螺旋结构

1953 年，美国遗传学家詹姆斯·沃森（James Dewey Watson，1928～至今）和英国生物学家弗朗西斯·克里克（Francis Harry Compton Crick，1916～2004 年）在《自然》杂志上发表关于 DNA 呈双螺旋结构的论文，标志着分子生物学的诞生。从此，人类对生物世界的认知开始进入分子生物学层面。

随着分子生物学突飞猛进般的发展和电子显微镜等研究工具的改进，传染病的研究和应对进入到全新阶段。从此，研究人员不仅可以更加清楚地认识各种传染病病原体的结构，也能够根据其 DNA、RNA、蛋白质的特征研发各种检测工具、药物和疫苗等，让应对传染病变得更加具有针对性。

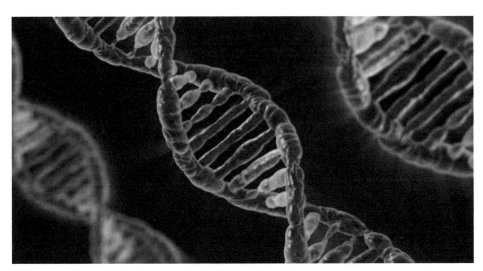

DNA 结构模拟图

参考文献

[1] 陈德昌，无畏者 Semmelweis [J]. 中国危重病急救医学，2012，24（12）：705-706.

[2] Manor J, Blum N, Lurie Y. "No good deed goes unpunished": Ignaz semmelweis and the story of puerperal fever[J]. Infect Control Hosp Epidemiol, 2016, 37(8): 881-887.

[3] Noakes TD, Borresen J, Hew-Butler T, et al. Semmelweis and the aetiology of puerperal sepsis 160 Years on: an historical review[J]. Epidemiol Infect, 2008, 136(1): 1-9.

[4] Persson J. Semmelweis's methodology from the modern stand-point: intervention studies and causal ontology[J]. Stud Hist Philos Biol Biomed Sci, 2009, 40(3): 204-209.

[5] 周程 . 看不见的病毒最初是如何被人类发现的？科学家花了整整 41 年 [EB/OL]. 澎湃网 2020-02-22. https://www.thepaper.cn/newsDetail_forward_6077196.

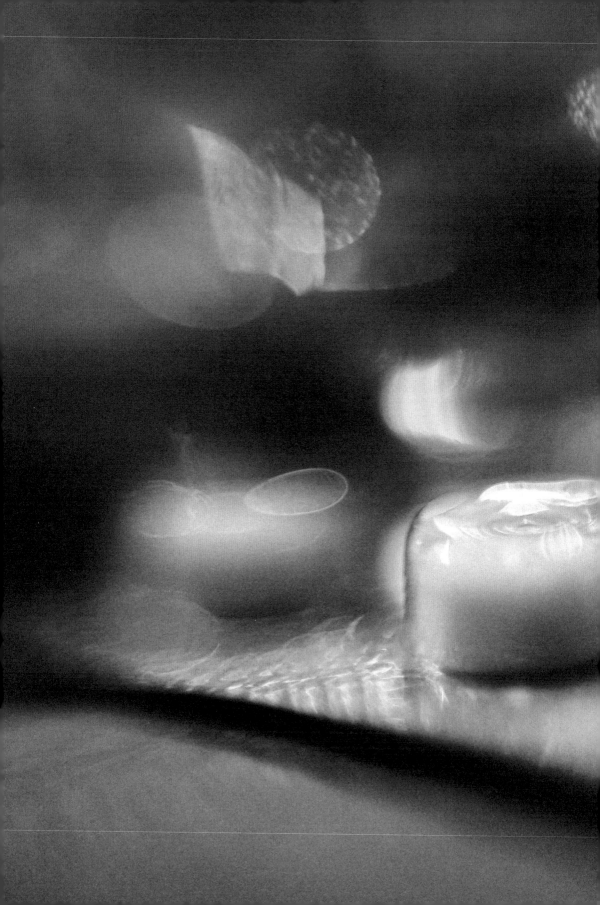

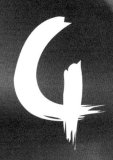

传染病的
对抗和控制

人类一直在与传染病进行博弈，在很多传染病的应对方面取得了巨大胜利，还有很多针对传染病的研究一直在持续，人类是如何应对这些传染病的呢？科研工作者做出了怎样的杰出贡献？

疫苗的发明与天花的根除

前文曾提及我国古代就已经有利用"人痘接种术"这种方法对天花进行免疫的举措。后来，西方也研发出牛痘疫苗来预防天花。

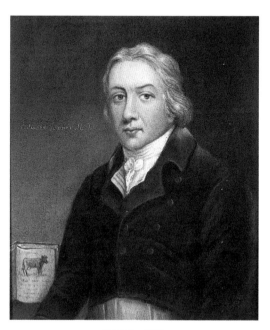

爱德华·詹纳

1749 年 5 月 17 日，爱德华·詹纳（Edward Jenner，1749～1823 年）出生于英国格洛斯特郡伯克利牧区的一个牧师家庭。在詹纳 5 岁时，他的父亲就去世了。

18 世纪，天花正在欧洲反复流行，与很多孩童一样，詹纳小时候也接种过人痘。尽管这让他免去了感染天花之苦，却因此留下耳鸣的后遗症。他的小伙伴皮克则因为接种人痘而感染天花，最终不幸去世。

詹纳勤奋好学、兴趣广泛，尤其喜欢大自然。在学校一直是优秀学生的他喜欢收集一些动植物标本。在对这些标本的探索过程中，他也形成了刻苦钻研的精神。

18 世纪的欧洲，人们常常赞美挤奶女工美丽、漂亮。这是由于感染天花后的幸存者会在脸上留下难看的痘瘢，而挤奶女工很少感染天花，所以皮肤无瘢，看上去漂亮得多。

在英国，詹纳所在地区的挤奶女工和农民当中也流传着一种说法——人若被传染了牛痘，就再也不会得天花。因为观察发现，挤奶女工往往会感染牛痘，牛痘的症状和天花的轻微症状有些类似，但对人的生命并不构成很大威胁。令人惊讶的是，得过牛痘的人就再也不会感染牛痘了，也不会得天花。

这背后有着什么样的关系？当时的人们并不知晓。曾经间接遭受天花之苦的詹纳对这个问题产生了强烈的兴趣，他想彻底弄清楚其中的原理，为此跑遍了当地的农场。每到一处，他都要调查：牛是否得过牛痘？在这里工作的人是否感染过牛痘？患上牛痘的人病情如何？得病后有没有接触过天花病人？有没有被染上天花？

詹纳把调查情况详细记录下来，并一一建立档案，得出的结果和人们传说的一样——得过牛痘的人便不再患天花。这样的调查结果让詹纳非常兴奋，在继续观察和记录的同时，他也开始了更为深入的思考和研究，并产生一个想法：给人接种牛痘，用牛痘接种代替人痘来预防天花。

具有划时代意义的试验就这样开始了。

1796 年 5 月 14 日，詹纳给一个男孩接种了来自挤奶女工身上的牛痘病毒，男孩果真患上牛痘，但很快就恢复健康。詹纳又给他接种天花病毒，男孩并没有出现感染天花的症状。而后，詹纳重复多次相同的试验，都取得成功，这让他坚信接种牛痘能预防天花[1]。

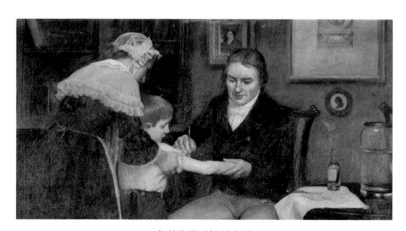

詹纳为男孩接种疫苗

两年以后，詹纳以试验情况及结果写成名为《一次天花牛痘的因果调查》的论文发表。他认为有了这么多试验证据的支撑，人们会接受这种安全的防疫措施，可他失败了。"如果把牛痘的脓接种给人，那么人岂不是要长出角来，发出牛的叫声！"他得到的不是赞扬和支持的声音，而是一片冷嘲热讽。

　　詹纳担心，如果不尽快把这种安全有效的措施传播出去，天花在英国的蔓延还会日益猖獗。为了减少人们患天花的痛苦和面临的死亡威胁，他想出一个办法——把自己的试验病例汇集起来，编成一本小册子，题目叫作《关于牛痘病因与效果的研究》（*An Inquiry into the Causes and Effects of the Variolae Vaccinae, a disease discovered in some of the western counties of England, particularly Gloucestershire and Known by the Name of Cow Pox*），并自费出版。在这本书中，詹纳详细介绍了牛痘接种的具体做法。虽然詹纳就牛痘接

接种牛痘的讽刺漫画
当时的漫画描绘了人们的担心：称接种牛痘后，人会长出牛的肢体

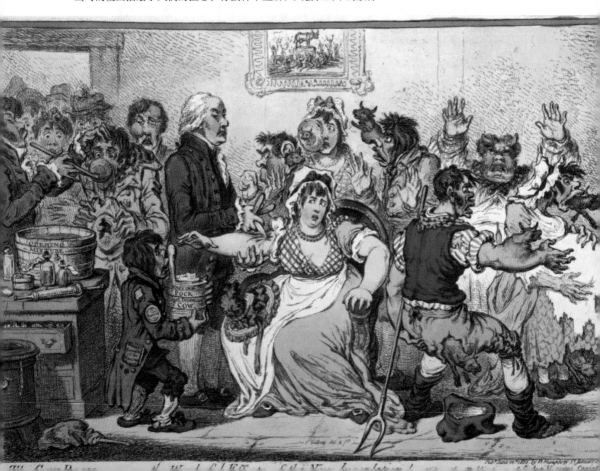

种法发表了论文并出版成书，但因为他仅是一位乡村医生，当时的英国医学界并不认可这一成果，詹纳因此受到许多不公平的对待。幸运的是，在天花肆虐的时代，詹纳的牛痘接种法在实践中逐渐被普及和传播。由于它的效果好，被一些医生采用，人们也逐渐接种牛痘，后来就连英国皇室成员也接种牛痘了。

牛痘接种术的推广，让英国因天花致死的人数在 8 个月内减少了 2/3。1802 年，英国国会通过一项决议，颁发给詹纳 1 万英镑奖金，1807 年又奖励他 2 万英镑。1808 年，英国创立了专门从事种痘研究的研究所，詹纳被任命为所长。而詹纳热爱家乡宁静的田园生活，不喜欢伦敦的喧闹，几年后，他回到故乡，依然当一名普通的乡村医生。

詹纳接种牛痘的做法很快传至整个欧洲，这其中就有拿破仑·波拿巴（Napoléon Bonaparte，1769～1821 年）的一份功劳。

1800 年，英国医生威廉·伍德维尔把詹纳的牛痘接种法带到巴黎，在法国的接种实践证明了这种方法的优越性。此前的 1799 年 11 月 9 日，法国军事统帅拿破仑刚刚通过雾月政变成为法兰西共和国第一执政者，他很快意识到，牛痘接种是预防天花的有效方法，因而主张立即在法国推广。1801 年 2 月 7 日，一个专供接种牛痘的医疗机构在法国建立起来。1804 年 4 月 4 日，拿破仑发布接种牛痘的政令，让内务部长谕告全国遵照执行 [2]。1804 年 12 月 2 日，拿破仑加冕称帝，第二年，他又命令全体法国士兵都须接种牛痘，只有患过天花的人例外。

拿破仑以国家元首的名义大张旗鼓地在法国推行牛痘接种法，很快就吸引了不少国家的医生等有关人士前往法国观摩，因此，牛痘接种法很快传到其他国家。此后，很多国家都订立了义务接种牛痘的法规。

1805 年，牛痘接种法传入中国。因为牛痘比人痘接种更加安全，我国也逐渐改进了种痘技术，天花的预防取得更为突出的成效。

詹纳发明的牛痘接种法终于让人类有了比较理想的可以对抗天花的手段。这种方法在世界范围内流行起来后，天花感染者大幅减少。詹纳也因此被称为"免疫学之父"和"疫苗之父"，并且为后人的研究打下了基础，促使巴斯德、科赫等人针对其他传染病寻求治疗和免疫的方法。

随着病毒学的发展，研究者认识到，天花的病原体是天花病毒，外形近似长方体，能够通过空气传播。1948 年，世界卫生组织（WHO）成立，天花被列为第一位要控制的世界性疾病。1958 年，第十一次世界卫生大会通过了全球开展消灭天花运动的决议，其后 11 年间展开了全球性的消灭天花行动。

1977 年 10 月 26 日，世界上最后一例天花患者——非洲索马里梅尔卡市医院的炊事员马丁被治愈。此后经过两年的搜索，再没有查到一例病人，证明天花确实已终止传播，被人类彻底"征服"了。

1979 年 12 月 29 日，来自 19 个国家的 21 位委员在全球消灭天花证实委员会第二次会议上，证实全球已经根除自然状态下的天花传播。

人类没有忘记詹纳，他不仅是英国著名的医生、科学家，也是现代免疫学的奠基者。他的伟大贡献在于，不仅帮助我们最终战胜天花，并且从牛痘疫苗开始，疫苗免疫疗法也逐渐成为人类对抗传染病的重要利器之一。此后，能够预防传染病的许多疫苗被研发出来并投入使用，成为人类对抗传染病的重要手段之一。

青霉素带来的曙光

自人类开始深入认识传染病以后，研究者发现许多传染病的流行都严重地威胁着人们的健康，如猩红热、白喉、脑膜炎、淋病、梅毒等。曾经由于没有有效的治疗办法，在很多时候，医生只能眼睁睁地看着病人悲惨地死去。

青霉素的发现，给一些受传染病折磨中的人带来了生机。青霉素，这一医药学上的重大成果其实是在偶然情况下发现的，他的发现者就是亚历山大·弗莱明（Alexander Fleming，1881～1955 年）。

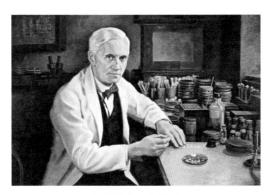

亚历山大·弗莱明

亚历山大·弗莱明是英国细菌学家、生物化学家。他幼时家境贫寒，7岁时父亲去世，家里越发拮据。由于生活在乡间，幼小的弗莱明已经学会了细致地观察自然，这为他后来成为杰出的科学家埋下了待萌发的种子。

第一次世界大战结束后不久，在英国伦敦圣玛丽医院的一间实验室中，已经成为细菌学家的弗莱明正在忙碌。很长一段时间以来，他一直致力于对抗菌物质的研究，试图发现血液中的白细胞是怎样"抗击"入侵人体的病菌的，以及白细胞是怎样帮助伤口愈合时生长新的组织。为此，他在实验室中放置了许多培养皿，用于培养各种菌种。

据说，弗莱明有个奇怪的习惯，他在初步研究所培养的细菌后，往往会把相关器皿随意放置起来，过几天再打开，看看是否发生了变化。他的这个习惯不知是否为真，不过在青霉素的发现过程中，似乎有一点说服力。

1928 年 9 月 15 日，弗莱明和往常一样来到实验室，他仔细查看正在培养的一些葡萄球菌，这是一种会引起传染性皮肤病和脓肿的常见细菌。弗莱明一边察看菌种的生长情况，一边和同事闲谈。忽然，他的视线被一个培养皿吸引了，他感到那个培养皿中的情况和往常不同，便走上前观察这个异样的培养皿。看到玻璃器皿里有一个地方沾上青色的霉，开始向器皿四周蔓延。原本生长着的金黄色葡萄球菌，怎么变成了青色的霉菌呢？

由于做实验的过程中需要多次开启培养皿，弗莱明以为是葡萄球菌受到了污染。可是再接着观察，他发现培养皿中有一些令人奇怪的现象，因为培养物与青色霉菌接触的位置，黄的葡萄球菌正变得半透明，有一些居然完全裂解，让培养皿中显现出明显的一圈。似乎，青色霉菌把它接触到的葡萄球菌杀死了 [3]。

对于出现的这种现象，很多细菌学家可能不会觉得有什么异样，因为当时已经知道有些细菌会阻碍其他细菌的生长。弗莱明对此却陷入深思——这种不知名的青色霉菌居然对葡萄球菌有如此强烈的抑制和裂解作用，一定不同寻常。当时，科学界已经知道葡萄球菌是对人类致病的重要细菌之一，弗莱明意识到青色霉菌可以抑制葡萄球菌的生长。

他从培养皿中刮出一点霉菌，小心地放在显微镜下。透过显微镜的观察，他进一步确认能使葡萄球菌逐渐溶解、死亡的菌种是青霉菌。

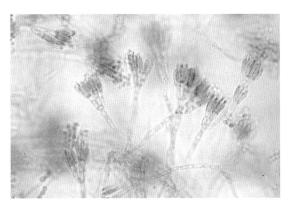

显微镜下的青霉菌（图片来源：中国科学院微生物研究所）

接下来，弗莱明把剩下的霉菌放在一个装满培养基①的罐子里继续观察。几天后，这种特异青霉菌长成菌落②，培养皿中的液体呈现出淡黄色。在观察中，他惊讶地发现，这种青霉菌不仅具有强烈的杀菌作用，而且就连培养皿中黄色的液体也有较强的杀菌效果。于是弗莱明推论，真正的杀菌物质应该是青霉菌生长过程中的代谢物，这应该叫作什么物质呢？他取名为"penicillin"，译为青霉素，也曾音译为"盘尼西林"和青微素。

此后，在长达 4 年的时间里，弗莱明对这种特异性的青霉菌进行更为全面的研究。他发现，青霉菌是单株真菌，看上去与面包或奶酪里的霉菌差不多，但提取的青霉素制剂对许多能引起严重传染病的病菌有着非常显著的抑制和破坏作用，而且青霉素的杀菌作用很强大，将其稀释后，依旧能够保持较强的杀菌力。并且弗莱明还发现，青霉素对人和动物的副作用较小。

① 培养基，是指供给微生物、植物或动物（或组织）生长繁殖的，由不同营养物质组合配制而成的营养基质。
② 菌落，是指由单个或少数微生物细胞在适宜固体培养基表面或内部生长繁殖到一定程度，形成以母细胞为中心的一团肉眼可见的、有一定形态、构造等特征的子细胞集团。

青霉素作为人类发现的第一种有效实用的抗生素，在治疗一些传染病方面具有神奇的效力，给那些正与传染病进行"搏斗"的人们带去了福音。这一重大医学发现似乎完全是依靠运气，在弗莱明的报告中也称其为一个偶然的机遇，但这种偶得并不仅依赖运气。

其实，早在 1911 年，一位叫作里查特·威斯特林的年轻研究人员在斯德哥尔摩大学完成的博士论文中就提及特异青霉，后来经鉴定表明那就是弗莱明发现的青霉菌。遗憾的是，威斯特林并没有对特异青霉进行更加深入的研究，从而没有发现它的抗菌作用。对威斯特林来说，这实在是令人惋惜。

青霉素被弗莱明发现后，也并没有立即被大规模生产而发挥作用。10 年后，英国病理学家霍华德·弗洛里（Howard Walter Florey，1898～1968 年）、德国-英国生物化学家恩斯特·钱恩（Ernst Boris Chain，1906～1979 年）在弗莱明的基础上展开更为深入的研究，进一步证明青霉素的功效，找到了高纯度批量生产青霉素的方法，最终促成青霉素的大规模批量化生产，挽救了许多患者的生命。也正因如此，弗莱明、弗洛里和钱恩共同获得 1945 年的诺贝尔生理学或医学奖[4]。

科学辉光下的鼠疫之战

中世纪欧洲的大规模鼠疫流行消退以后，规模性鼠疫的暴发并没有从人类社会走远。只要人类稍有疏忽，它就"露出狰狞的面目"。

1855 年，我国云南暴发鼠疫，而后传入贵州、广东、福建等地。1890 年 2 月，广州市发生鼠疫流行，以后几年每当 2～5 月就发生小规模流行。1894 年农历二月下旬，广州市的鼠疫开始呈现出大规模流行的态势。当时的报纸记载，不少人"时时身上发肿，不一日即毙"，三个月之内，约 150 万人口的广州市因鼠疫而死亡的人数近 10 万余人。

因为国家衰颓、外患不断，从云南开始的这场鼠疫大流行并未引起清政府的重视。加之封建迷信思想的影响，在鼠疫流行期间，众多地方官员更在意的是求神拜佛，以求平息天怒、消弭天灾。在广州等地，尽管设有专司防

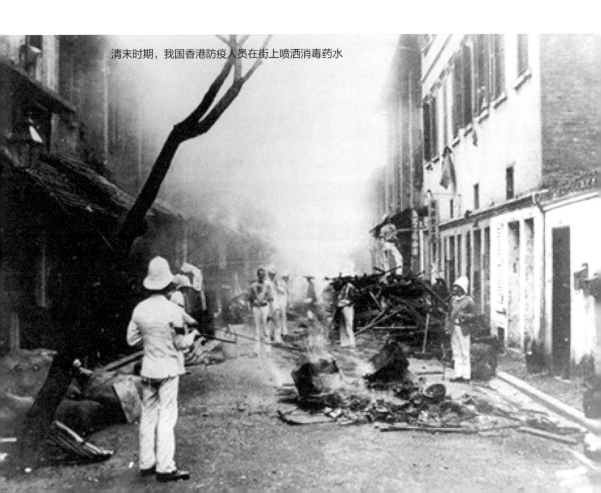

清末时期，我国香港防疫人员在街上喷洒消毒药水

疫救济的机构，也形同虚设。而近邻的港澳地区则因采取了有效的卫生防疫措施，从而使当地疫情状况明显好于广州。

1894 年 5 月 10 日，香港宣布成为疫区。当时，清政府也无力顾及如此大规模的疫病流行，香港寻求国际社会的援助。日本政府派出了青山胤通和北里柴三郎两位医学博士到香港考察疫症情况。很不幸，两人均在两周后出现鼠疫疑似症状，尽管他们很快就被隔离治疗，但青山胤通死于鼠疫。北里柴三郎经过此事后，更是激发了他的研究动力，终于在显微镜下发现导致鼠疫的芽孢杆菌。

这一年，法国政府也派出了细菌学家及医生、巴斯德的助手耶尔森来到香港，在异常困难的条件下，耶尔森仅用 5 天时间就分离出鼠疫杆菌。而且他还证明了此次疫情中老鼠和人感染的是同一种细菌，并猜测这种细菌的传播媒介很可能是老鼠。耶尔森早于北里柴三郎确认鼠疫和鼠疫杆菌之间的关联，所以人们一般认为耶尔森是鼠疫杆菌的发现者，并以他的名字命名该细菌，这就是鼠疫耶尔森杆菌的由来。

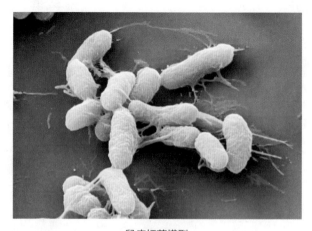

鼠疫杆菌模型

鼠疫杆菌又是如何从鼠类身上跑到人体内的呢？这个问题的答案由一名法国军医保尔－路易·西蒙德（Paul-Louis Simond，1858～1947 年）发现。通过在疫区的观察和实验验证，西蒙德证实跳蚤为鼠类向人传播鼠疫杆菌的中间宿主。1904 年，一位叫作李斯顿（W. Glen Liston）的研究者通过实验更加充分地证实鼠疫能够通过蚤类媒介从易感啮齿动物传播给人类。

在 1894 年的广东，当大家已经开始意识到老鼠是"疫气"传播的罪魁祸首后，部分地区开始"悬赏捉鼠"，杀一只老鼠奖励十文钱，这样很快就消灭了上万只老鼠。

1896 年，鼠疫在中国台湾及印度孟买暴发。1899 年，埃及、南非、美国旧金山和夏威夷及中国东北等地先后暴发鼠疫，日本亦有流行案例。这次暴发的鼠疫在印度造成的伤亡尤为惨烈。据悉，1898 年，印度因鼠疫死亡约 50 万人。

当时的印度殖民政府并没有发现导致疫情的真实原因，他们认为是工人居住过于密集，因人满为患而暴发疫情。尽管印度当局也采取了发现并隔离有症状患者及其密切接触者，并进行消毒的举措，但他们把大量房屋夷为平地，大批工人开始逃离孟买，造成的后果是使鼠疫沿着铁路线快速传播，很快就扩散到其他地区，导致印度在这次疫情中死亡人数达上千万之多。

1897 年，法国犹太裔微生物学家沃尔德玛·哈夫金（Waldemar Mordecai Wolff Haffkine，1860～1930 年）在印度孟买抗疫期间，发明了人类首剂鼠疫疫苗。一些人认为，如果不是疫苗的及时发明，印度因鼠疫而死亡人还会更多。

这场严重鼠疫大流行，由于伤亡之惨烈和对国际经济贸易影响之大，间接促使各个国家和民众正视传染病问题，开始仿效当时先进的防疫检疫制度。当时，清政府在北京设立临时防疫事务局，并于关内各埠设立防疫局，专司防疫事宜，中国的防疫措施开始与国际接轨。

1910 年，鼠疫再次在中国东北地区暴发。当年 10 月，从俄国境内西伯利亚的边境小镇达乌里亚传入并在满洲里暴发的肺鼠疫，很快沿着铁路线扩散至哈尔滨、卜奎（今齐齐哈尔）、长春、奉天（今沈阳）等地，再由铁路线持续向周边一些地方扩散，短短 20 多天就扩散至整个东三省地区 [5]。

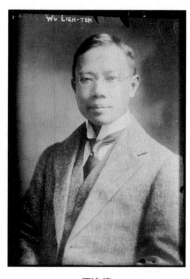

伍连德

受清政府委派，曾在天津陆军军医学堂任副监督的马来西亚华侨伍连德来到哈尔滨。此时，他已经被任命为东三省的防鼠疫全权总医官。

伍连德来到哈尔滨后，和当地政府迅速制订一系列疫时社会管理办法，除倡导尸体火化外，积极搜寻患者隔离治疗也是重要举措之一。他甚至亲自上阵，和巡警一同搜寻患者，力求把传染的风险降到最低 [6]。

第二年春天，哈尔滨的野外又连续发现因肺鼠疫而死亡患者的遗体，这让社会恐慌情绪变得更加严重。伍连德和他的团队却不避危险，按规定流程对尸体进行处理，并主张同步规划建设医院以充实医疗条件，这也可以有效避免当时外国人对我国内政的干预。

而后东北地区及山海关以内的部分省份也逐渐按照伍连德的策略展开防疫工作，虽然在实施的过程中有很多不尽完美之处，但这迈出了中国防疫事业现代化的第一步。在各方努力下，这场大规模肺鼠疫疫情终于被扑灭。

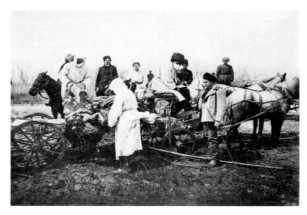

清末时期，东北鼠疫暴发时的惨况

伍连德与相关官员及医护人员通力合作，在几个月内成功消灭鼠疫疫情，创造了世界防疫史上的奇迹。这场鼠疫结束之后，伍连德也名扬海外，获得"鼠疫斗士"的称号，清政府还给他颁发二等双龙宝星勋章，这是清朝历史上医生获得的最高奖励。

1911年4月，万国鼠疫研究会议在奉天召开，这是中国历史上第一次举行的国际学术会议，有中国、美国、奥地利、法国、德国、英国、意大利、日本、墨西哥、荷兰、俄国等11国的专家、学者参加，因为抗击鼠疫的丰富经验和成就，伍连德被推举为会议主席。在本次会议上，各国代表对中国能在短时间内控制鼠疫流行留下了深刻印象。伍连德与其他国家的专家共同完成了长达500页的英文版《奉天国际鼠疫会议报告》。这一报告也成为国际流行病学史上的一部经典之作[7]。

伍连德发起创立的东三省防疫事务总处① 很快成为国际知名的科研和防

① 东三省防疫事务总处，位于黑龙江省哈尔滨市，存在于1912～1932年，是中国近代第一所常设防疫机构。

疫机构，其存续的 20 年间不仅承担东北地区的防疫任务，而且培养出一代防疫精英。

1920 年年底，鼠疫在东北卷土重来。伍连德总结之前的经验，将其彻底控制在东北局部地区并成功消灭疫情，尽最大可能减少生命损失，使哈尔滨以南地区几乎未受到波及。

伍连德临危受命，深入疫区开展防治工作，取得了人类历史上"鼠疫之战"的重大胜利。

海港检疫是国家主权的象征。在伍连德的推动下，我国到 1932 年才收回各海港的检疫权。从某种意义上来说，中国的现代检疫、防疫事业就是在扼制鼠疫流行中逐渐建立起来的。

因为卓越的贡献，伍连德被推荐为 1935 年诺贝尔生理学或医学奖候选人，他也是华人中首位诺贝尔奖候选人。

从 1855 年流行的鼠疫也被称为人类历史上的第三次鼠疫大流行，在随后几十年间随着水陆交通，传至世界很多地区，其传播速度之快且波及范围之广远超前两次大流行，在几十年的时间里相继波及亚洲、欧洲、美洲、非洲等的 60 多个国家和地区，死亡人数高达 1200 万以上。此次鼠疫大流行一直持续到 20 世纪 50 年代末才最终结束，但比起前两次大流行，死亡率明显降低很多。

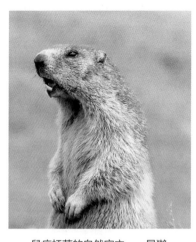

鼠疫杆菌的自然宿主——旱獭
（图片来源：Pixabay）

很多人认为，鼠疫的起源地很可能是

在中亚地区，研究者发现鼠疫杆菌寄生在啮齿动物身上，如能够在广阔草原上挖洞的土拨鼠（旱獭）等就是鼠疫杆菌的自然宿主之一。几千年来，鼠疫杆菌在中亚地区一直存在。从该地区出土的已有 5000 年历史的骸骨上，研究者就发现了鼠疫肆虐的痕迹。

20 世纪上半叶，苏联一度认为可以彻底消灭鼠疫。鼠疫杆菌的另一种自然宿主老鼠（常见的家鼠）是首先绞杀的对象。有时，苏联人用搅拌了毒药的谷物诱杀老鼠，或者在野外直接撒药、焚烧可能被老鼠食用的草。能够传播鼠疫的鼠蚤也是绞杀的重要对象，人们把杀虫剂和灭鼠药混合在一起，放进鼠蚤猖獗的地洞中。在第

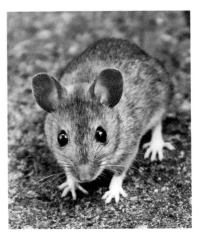

鼠疫杆菌的自然宿主——家鼠

二次世界大战结束后，苏联闲置的军用卡车和飞机也被派往广阔的土地上喷洒杀虫剂。一些地方甚至还采用更为"彻底"的办法——直接烧毁植被，让啮齿动物无物可食，之后再重新犁地，让幸存的啮齿动物无处可栖。

但是，苏联旨在根除鼠疫的行动并没有取得成功，因为需要消灭老鼠和鼠蚤的面积实在太大，无论是人工投放毒药还是飞机喷药都无法完全覆盖。后来的科学家指出，幸好苏联当时彻底消灭鼠疫的行动没有奏效，否则将会带来不可逆转的生态问题。许多物种都以老鼠等啮齿动物为食，以它们的洞穴作为庇护所，如果消灭了所有可能携带鼠疫的啮齿动物，将发生生态系统大规模失衡而导致严重问题。

从某种角度而言，苏联当时消灭鼠疫的一些努力是劳而无功的，因为就

算在某个地区暂时消灭了啮齿动物，但不久之后，其他地区的啮齿动物就又会迁移而来。

20世纪60年代开始，随着对鼠疫的深入了解，苏联对鼠疫的态度从彻底消灭转向了控制。此时，科学家已经了解，人-人传播导致的鼠疫疫情暴发都在啮齿动物间鼠疫暴发之后。

鼠疫虽是人畜共患的传染病，但主要的病菌媒介是鼠蚤，而不是鼠类。研究者认为，只要科学防控，鼠疫是可以应对的。同时，苏联政府也告诫人们要避开生病的啮齿动物，患者要接受抗生素治疗并被隔离，高危人群则会使用疫苗进行预防。在这些综合策略之下，苏联的鼠疫防控取得了很大的成效。

随后，为了应对鼠疫，科学界也提供了更为完善的策略。譬如为防止感染鼠疫杆菌，人们应尽量避免被鼠蚤叮咬，以及避免直接接触患者或死亡动物尸体，避免触碰具有感染性的组织，不暴露在鼠疫患者活动的区域。人若生活在鼠疫流行地区，要尽可能地清除周边的鼠类和鼠蚤。同时，人们也可以参与主动免疫，及时接种疫苗而预防感染[8]。

在严格的防控措施下，近100年来未暴发严重的鼠疫大流行，但对于这种传染病，我们依旧不能掉以轻心。近些年来，在中亚地区、俄罗斯及我国北方等地，仍有偶发的人感染鼠疫病例出现。

此外，食用啮齿动物也是重要的感染鼠疫的风险源。譬如，2019年，蒙古国的一对夫妇死于鼠疫，原因可能是他们吃了一只感染鼠疫的土拨鼠。因此，在鼠疫疫源地要避免密切接触野生动物，尤其是啮齿动物和蚤类，不食用野生动物。

当前，人类也要学会与鼠疫的威胁共存，啮齿动物、蚤类都是生态系统的一部分，鼠疫杆菌也无法彻底被消灭，我们需要正视现实，积极做好防控措施。

我们也不能过分依赖现有疫苗来应对鼠疫，尽管已经开发出鼠疫疫苗，但目前依旧未充分证实已有的疫苗是一种可有效预防鼠疫的方法，因此，针对鼠疫的新型疫苗的研发还在持续进行中。

病毒性肝炎的探索与救治

病毒性肝炎是一类古老的疾病，相关的记载可追溯到公元前，在我国古代医学著作中也有不少记载。这类疾病在古希腊和古罗马时代一直被认为是一种胆管的"卡他（拉丁语，为黏液、渗出的意思）性"炎症，因此被称为"卡他性黄疸"。

1744～1749 年，在地中海西部的一个岛屿上出现这种病的流行，引起了一些研究者的注意。后来，战争使黄疸病的流行愈发严重。1863 年的秋冬季节，黄疸病呈现流行的高峰，使一些研究者意识到这种疾病呈现一定的季节性。后来，美国一位叫作斯马特的医生记录了 1888 年军队中发生的 71691 例黄疸病例，这些病例的临床表现和流行情况符合现在对甲型肝炎（简称"甲肝"）的描述。1912 年，美国医生柯凯因对美国军队中发生的 22569 例"卡他性黄疸"进行统计分析，其中有 161 例死亡，病死率为 0.71%。这个数字使他感到震惊，开始对这种疾病进行系统研究。他发现，这是一种全身性疾病，能够从一个人传给另一个人，并造成流行，严重者可导致急性黄色肝萎缩①而死亡。因此，柯凯因医生首先把这种疾病称为"流行性黄疸"，后来也有人称其为"传染性黄疸"。1939 年，肝脏穿刺活检术问世，人们经过对肝脏病理学的研究，证明这种疾病是肝细胞因病毒而导致发炎和坏死造成的，从此"卡他性黄疸"这一概念才被弃用。

自人们认识到这种疾病具有传染性后，逐渐发现它常发生于人口密度大、卫生条件差的地区，但它是如何传播的仍是个谜。

柯凯因仔细观察了一位病人的疾病传播过程。这例病人在患病期间到英国威尔士（当时叫弗林特郡）旅行，在那里曾与 3 个人有过密切接触，并把疾病传染给这 3 个人。因此柯凯因医生认为，这是由于人与人接触而传播的。但当时的意见并不统一，有很多医生认为这种疾病是通过呼吸道飞沫传播的。只有欧洲和美国的一些学者分别在 1937 年和 1939 年提出该病可能通过消化道传播。1942 年，有一位叫维奥特的医生用病人的十二指肠液经口感染人，证实了曾被提出的消化道传播途径。

此时，一位正在研究黄热病的英国医生麦凯阿伦发现了另一种情况。为了预防黄热病，他给士兵接种了一种含有人血清的黄热病疫苗。几个月后，其中的一些士兵出现肝炎症状。这使他想起在医学文献中曾看到过一些肝炎病例也是在接种了含有人血清的疫苗后发生的，他还了解到一些糖尿病患者

---

① 急性黄色肝萎缩又称急性红色肝萎缩，可观察到肝体积显著缩小，尤以左叶为甚，重量减至 600～800g，质地十分柔软，包膜皱缩。因胆汁溢出，浸染肝组织，故切面呈黄色或红褐色，部分区域呈红黄相间的斑纹状。

和其他慢性病患者在使用了未消毒的注射器后，也会感染肝炎。

这些未消毒的注射器上可能带有少量的人的血液。由此，麦凯阿伦考虑是否在人的血液中含有引起肝炎的病毒 [9]。在第二次世界大战期间及结束后不久，麦凯阿伦和他的同事对一批志愿者进行了一系列的观察研究，研究结果证实了他的假设，同时还了解到肝炎不仅可以通过血液传播，也可以通过消化道传播。几乎就在同时，美国耶鲁大学的研究人员也证实了肝炎具有这两种传播途径，并把它们分别称为"传染性肝炎"和"血清性黄疸"，还发现这是两种不同的疾病，因为"传染性肝炎"比"血清性黄疸"的潜伏期短。

1947 年，麦凯阿伦提出把因粪便污染了食物和水后经消化道传播引起的肝炎称为甲型肝炎，因污染血液经输血传播引起的肝炎称为乙型肝炎（简称"乙肝"）。此后不久，这一分类为学术界所认可。

这两种肝炎的病原体是什么？这一问题成为接下来很多研究者迫切想知道的答案。但在很长时间里，科学家的工作并没有取得重要进展。而早在1908 年，已经有医生认识到甲型肝炎是由一种病毒引起的，并认为急性黄色肝萎缩的发病是一些特殊的病毒作用于既往有损害的肝脏所致。此后，有许多研究者为寻找甲型肝炎病毒付出了艰辛的努力。

甲型肝炎和乙型肝炎被分型后，不少研究者认为两种肝炎的罪魁祸首可能都是病毒，但当时无法把这类病毒分离培养出来以供研究，针对肝炎的研究一时陷入了困境。不久后，美国从事基础医学和生物化学的科学家巴鲁克·塞缪尔·布隆伯格（Baruch Samuel Blumberg，1925～2011 年）使这项研究走出困境，尽管他的研究兴趣并不是肝病研究。

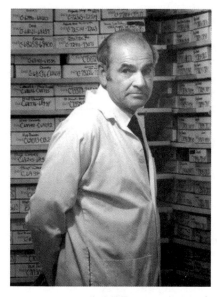

布隆伯格

1957 年，布隆伯格进入美国国立卫生研究院，带领一个研究小组开展对生物群体多态性与疾病关系的研究。在热带地区常见的寄生虫疾病——象皮病，是他的研究重点。布隆伯格怀疑不同人对象皮病的易感性差异可能是由不同遗传基因所决定的。于是，他想通过检测特殊的血液蛋白成分来寻找其中的遗传差异。20 世纪 50 年代末，布隆伯格从世界各地收集到许多血液样本，通过对这些样本的研究，他解开了众多研究者数十年未能解开的谜团。

与布隆伯格同时期，另有一位美国疾病预防控制中心的血液学专家哈维·J. 阿尔特（Harvey J. Alter，1935～至今）也在关注类似的问题：为什么很多需要经常输血的血友病、白血病患者会出现肝炎症状？他怀疑这些患者因输血而感染肝炎。阿尔特决定和布隆伯格携手找到肝炎疾病的病因。

1963 年，布隆伯格在筛选数以千计的血液样本时发现，一位纽约血友病患者的血清可以和一位澳大利亚原住民的血液发生反应，当时布隆伯格还没有充分意识到这种现象的重大价值。1964 年，离开美国国立卫生研究院，加入大通福克斯癌症中心后，布隆伯格并没有放弃寻找肝炎病因的研究。1965 年，他与阿尔特在研究中进一步发现一个澳大利亚人的血清中有一种能够和白血病患者血清中的物质产生抗体-抗原反应的神秘蛋白，他们把这种蛋白命名为"澳大利亚抗原"。

1966 年，布隆伯格又发现一起澳大利亚抗原检测原本呈现阴性的唐氏综合征患者突然呈现阳性，并且该患者很快出现了肝炎症状。随着更多案例被研究，布隆伯格猜测，澳大利亚抗原和肝炎关系密切。随后，观察样本被扩大，各地研究者也开始通过样本验证该猜想。

最终，澳大利亚抗原被证实是乙肝病毒的一部分，并被重新命名为乙肝病毒抗原，这是人类从血液中找到的第一个肝炎病毒的抗原成分。

自此以后，对乙型肝炎的研究更加深入，病毒的其他成分也很快被发现和分析。1970 年，研究者观察到完整的乙肝病毒颗粒；1971 年病毒被分离，并展现病毒的表面与核心；1972 年，认识到乙型肝炎 e 抗原（HBeAg）是病毒核心颗粒中的一种可溶性蛋白质，与病毒的感染性有关。

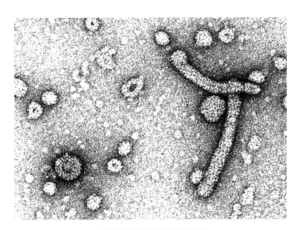

电子显微镜下的乙肝病毒

布隆伯格是最早发现乙肝表面抗原的人，有利于促进乙肝疫苗的研制。因为率先取得开创性突破，他与另一位科学家丹尼尔·卡尔顿·盖杜谢克（Daniel Carleton Gajdusek，1923～2008 年）一同获得 1976 年诺贝尔生理学或医学奖。

在乙肝病毒被发现后，许多研究者又把研究目标聚焦在甲肝。1973 年，弗瑞斯特（Feinstone）和他的同事用电子显微镜在病人的粪便中发现甲肝病毒颗粒，并从遭受感染的狨（猴的一种）的肝脏组织中分离纯化出甲肝病毒。

乙肝病毒表面抗原的发现也震惊了不少临床医生。很多人认识到必须采用适当的方法对乙肝病毒污染的血液进行筛查，以此减少因输血而导致乙肝的传播。但出乎很多人意料的是，即使经过严格的血液筛查，仍有许多病人因输血而染上了肝炎。于是科学家怀疑还有其他种类的肝炎病毒能够经血液传播，如何把这种新的肝炎病毒分离出来再次成了难题。

1989 年，英国生物化学家迈克尔·霍顿（Michael Houghton）和他的同事利用一种新的技术手段——分子生物学方法，发现新的肝炎病毒的基因序列，并复制出这种病毒，这就是后来被命名的丙型肝炎（简称"丙肝"）病毒。阿尔特则在以动物模型来研究人体免疫缺陷病毒和对与输血相关的肝炎进行系统研究的过程中，进一步确定丙肝病毒。纽约洛克菲勒大学丙型肝炎研究中心科学与执行主任查尔斯·赖斯（Charles M. Rice，1952～至今）则经多年研究证实，仅丙肝病毒就能导致人们罹患肝炎。

瑞典当地时间 2020 年 10 月 5 日，诺贝尔奖委员会宣布，2020 年诺贝尔生理学或医学奖授予哈维·J. 阿尔特、迈克尔·霍顿和查尔斯·赖斯三位科学家，以表彰他们在发现丙肝病毒方面做出的贡献。

研究发现，丙肝的危害也很大，被称为"隐形的杀手"，因为约 80% 丙肝感染者最初并没有明显的症状。很多患者都在出现肝功能异常，甚至是肝硬化后才发现自己患病，从而错失最佳治疗时机。而从 1990 年开始，随着高敏感性、高效性的丙肝病毒血液检查方法的应用，由输血引起的肝炎案例已

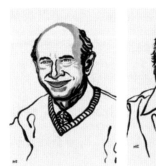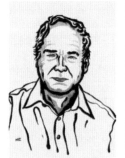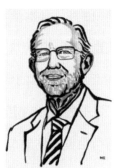

2020 年诺贝尔生理学或医学奖获得者：哈维·J. 阿尔特、迈克尔·霍顿、查尔斯·赖斯（从左到右，图片来源：诺贝尔奖官网）

下降到十万分之一。

20 世纪七八十年代，丁型肝炎（简称"丁肝"）病毒、戊型肝炎（简称"戊肝"）病毒也先后被发现。至此，世界公认的五种肝炎病毒：甲型、乙型、丙型、丁型、戊型全部被发现。

但接下来的研究表明，肝炎病毒的情况可能更为复杂。1994 年，有人在研究散发性急性肾功能衰竭时，发现了一种非同寻常的肝炎病毒。国外学者用患有这种不明原因肝炎病人的粪便提取物感染恒河猴，会使恒河猴出现肝炎症状。在病人的肝脏及排出的粪便中，以及感染动物的粪便中均检出同一种病毒，因而被命名为己型肝炎病毒。但到目前为止，该病毒尚未分离成功，且缺乏特异性诊断方法，致病性尚不清楚，因此至今未被确认。

1995 年，美国研究者发现一种黄病毒①样基因序列，被称为庚型肝炎病毒。其传播途径与乙肝病毒、丙肝病毒相似，常与乙肝、丙肝重叠感染，但至今没有明确证据显示该病毒可致病或有任何不良影响。

---

① 黄病毒主要通过吸血的节肢动物（蚊、蜱、白蛉等）传播而引起感染，曾被归类为虫媒病毒，在我国主要流行的黄病毒有乙型脑炎病毒、森林脑炎病毒和登革病毒等。

1997 年 12 月，日本学者在一名病原不明的输血后感染肝炎病人体内发现了新的病毒基因，认为这是一种新型肝炎病毒，将其命名为"TTV"，即经血液传播病毒，但 TTV 的致病性还有待于进一步明确。

目前，在五种已经确定的肝炎病毒中，我国对乙肝的防控最为迫切。

乙肝流行呈世界性分布，是危害严重的传染病，当前全球大约有 2.57 亿慢性乙肝感染者。据世界卫生组织报告，全球每年约 100 万人死于与乙肝病毒感染相关的肝病。我国属于乙肝高地方性流行地区，人们受到乙肝病毒的威胁也很严重。1992 年，中国曾有 1.2 亿的乙肝病人，当时在 1～59 岁的中国人中，病毒阳性率高达 9.75%。

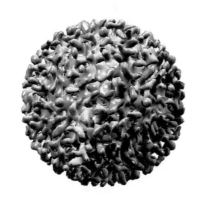

乙肝病毒 3D 结构体（图片来源：Pixabay）

不过从 20 世纪 90 年代注射乙肝疫苗后，我国乙肝病毒防控也开始迎来转机。通过美国默克公司重组乙肝疫苗技术转让的方式，1993 年，我国成功生产出第一批基因重组乙肝疫苗，从此我国新生儿乙肝感染率大幅下降。据统计，迄今为止，我国至少有 5 亿人接种乙肝疫苗，可有效避免 8000 万儿童感染乙肝，有效控制了乙肝在我国的传播与蔓延。

数据显示，当前我国乙肝病毒感染者达 7000 万～9000 万，乙肝患者 2800 多万人。在我国肝硬化和原发性肝细胞癌患者中，由乙肝病毒所致者分别为 77% 和 84%，中国的乙肝防治工作依旧任重道远。

我们对脊髓灰质炎不再恐惧

脊髓灰质炎俗称小儿麻痹症，简称脊灰，是一种由脊髓灰质炎病毒引发的具有高度传染性的疾病。

脊灰是一种可严重致残的传染病。研究发现，脊灰患者主要是脊灰病毒入侵人体导致脊髓前角运动神经元受损，与之相关的肌肉失去神经调节作用而发生萎缩，同时皮下脂肪、肌腱及骨骼也出现萎缩的情况，从而导致机体残疾。

统计表明，大约5‰的受感染者会由于病毒侵犯脊髓前角运动神经元，造成肢体（通常是腿部）不可逆的残疾，给患者带来巨大的身体上和精神上的痛苦，也给家庭造成沉重的负担。在脊灰病例中，有5%～10%的患者会因呼吸肌麻痹而死亡。

脊灰是一种十分古老的疾病。在距今3000年前的古埃及石碑上，一位手扶权杖、右腿明显萎缩的神职人员形象，被认为是对脊灰最为古老的刻画。

由于地理阻隔，在漫长的历史时期内，脊灰从未在世界范围内大规模暴发，而仅是以地方性病毒流行的形式存在，更多的是对一些卫生状况不佳的区域造成威胁。

人类进入工业时代后，随着人类活动范围的扩大，脊灰使得欧洲、北美洲、澳洲等地区成为重灾区，中国也在1882年记录了首个脊灰患者的感染病例。实际上，在中国历史上一直有脊灰的流行，只是没有可靠的记载。

1916年，美国暴发了2.7万例脊灰病例，其中约6000例死亡，绝大多数患者是儿童。此后，脊灰更是频繁暴发，据说美国大萧条时期力挽狂澜的总统罗斯福也感染了脊髓灰质炎。

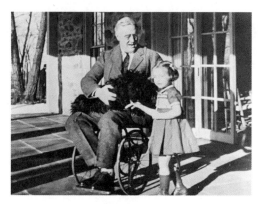

美国总统罗斯福

1952 年是人类有记录以来脊灰疫情最严重的一年，仅仅美国就报告了 5.7 万例。

"大城市的居民无不畏惧夏天的到来，因为伴随而来的还会有脊髓灰质炎这一不速之客""脊髓灰质炎是美国人除了原子弹之外最害怕的东西"，历史学家欧尼尔（Bill O'Neal）这样描述当时美国人对脊灰的恐惧。

当时，美国的脊灰患者多为 6 岁以下的儿童。为了帮助患者呼吸，当时医院使用一种被称为"铁肺"①的装置。有些患儿在这种装置中待上几个星期就能够好转，但有些严重患儿几乎要被铁肺"终身禁锢"，一旦脱离这种机器，很快就会窒息死亡。

---

① 所谓"铁肺"就是一个连接着泵的密闭铁筒型装置，患者的头部从铁筒的一头伸出来，颈部周围被围布包裹，铁筒另一头用皮革封闭，连接着一个电动拉杆，像拉风箱一样一伸一缩。当铁筒中的空气被吸出时，新鲜空气进入患者的肺内；当铁筒中的压力升高时，患者肺内的空气就被压出去。它是第一个代替人体器官功能的机器。

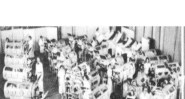
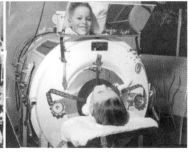

"铁肺"装置

自 20 世纪 50 年代起，中国也有了脊灰疫情定期出现的记录。1953 年，江苏南通市临床诊断为麻痹型脊灰的患者达 2607 例，而后，上海、济南、青岛等地也相继报告脊灰疫情。

病毒学家顾方舟曾回忆，"那时，这个病（指脊灰）在国内流行得很厉害。一般来说，每年的发病率是十万分之二三，流行年有个别地方，像南宁、上海（发病率）达到十万分之三十几，不得了……还有广西的一次大流行，在南宁市七八月那么热的天气，家家户户都把窗户关起来，不让孩子出去，都怕成这个样子"。

脊灰的控制必须依赖相关病毒学研究的进步。十分幸运的是，在研究人员的努力下，人类找到了对付脊灰的办法。

1947 年，美国匹兹堡大学的乔纳斯·索尔克（Jonas Edward Salk，1914～1995 年）结合自己在流感疫苗方面研究的经验，开始投身于脊灰病毒疫苗的研制。当时的医学界普遍认为，只有活的病毒进入人体后才能让接种疫苗者得到免疫力，但索尔克并不认同这样的观点。他认为，让活病毒进入人体的风险太大，也许制作的疫苗能够在杀灭病毒的同时保留病毒引发免疫反应的能力。

这在当时是个惊世骇俗的观点，因为原本的疫苗均由毒力减弱的病毒制成，因此，他的观点并没有得到病毒学界的普遍认同。其中，同为脊髓灰质炎病毒研究委员会成员的医学家阿尔伯特·布鲁斯·萨宾（Albert Bruce Sabin）和他的分歧尤为巨大。以今天的视角看，索尔克和萨宾两人的观点都没有错，只是由于专长不同，他们看问题的角度稍有不同。索尔克偏向于实用性，他认为即便不清楚脊灰病毒的结构，也可以用免疫学方法得到有效的疫苗；而萨宾代表的"病毒派"则更为谨慎，倾向于在了解清楚病毒的特性、结构后，再去考虑疫苗的事情。

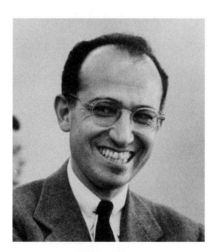

乔纳斯·索尔克

1952 年，索尔克探索出一种制造脊灰疫苗的方法：利用甲醛令在猴神经细胞中培养得到的脊灰病毒钝化，这令病毒失去全部活性，但把它注射进宿主体内后，仍能引发宿主体内的免疫反应，产生免疫力。这种方法的有效性得到证实后，不仅在美国开始大规模使用索尔克研发的疫苗，许多国家也立即引进疫苗并迅速生产和投入使用。从那时开始，人们逐渐对脊灰不再恐惧。

索尔克获得了巨大成功后，萨宾也没有放弃自己的观点，他依然坚持传统疫苗的策略：不断在实验室中培养病毒，直到病毒出现突变，然后从突变的病毒里挑选出毒力减弱的株系。

这是个漫长的过程，萨宾在索尔克成功后继续埋头钻研了近 10 年，终于在 1963 年宣布获得成功。萨宾研制的疫苗更加便宜，成本只有索尔克疫苗的百分之一，索尔克的疫苗需要注射，而萨宾的疫苗口服即可，还可以制成糖丸服用，且免疫效果更好；索尔克研制的疫苗只能保证注射疫苗者不得病，不能切断传播途径；而萨宾研制的疫苗除保护服用糖丸的人不被感染之外，还能间接保护身边的人不受感染。

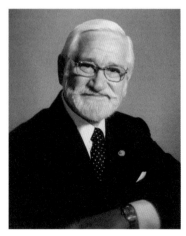

阿尔伯特·布鲁斯·萨宾

不过，索尔克的疫苗并没有被弃用，他当初的想法是对的，活的脊灰病毒注射进体内，即便它们是毒力减弱的株系，也还是有导致严重后遗症的概率；萨宾疫苗的接种者中，大约有百万分之一的人可能会落下后遗症。

现在，全球的脊灰疫苗主要采用的就是索尔克的灭活疫苗及萨宾的减毒活疫苗。很多较为富裕的地区，人们多采用索尔克研发的疫苗，而在经济相对不够发达的地区，人们更多地使用萨宾研发的疫苗。

20 世纪 50 年代，我国已经开始组织力量研究脊灰病毒及其疫苗，但还无法进行病毒学和血清学的诊断。尽管当时已知脊灰病毒分Ⅰ、Ⅱ、Ⅲ三种血清型，但不清楚国内疫情流行的是以哪个型为主的病毒。当时的中国亟须建立分离病毒和定型的方法。

顾方舟为我国早期脊灰病毒研究做出了重要贡献。1951 年 8 月，顾方舟被派到苏联医学科学院病毒学研究所学习，师从苏联著名病毒学家米哈伊尔·丘马可夫（Mikhail Chumakov）。1955 年回国后，顾方舟被任命为卫生

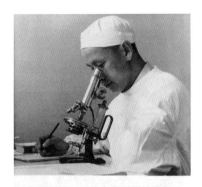

顾方舟在 1951 年留苏期间留影

部微生物学流行病学研究所脑炎室副主任，主要研究乙型脑炎。

不久后，面对我国脊灰疫情越来越严重的现实，顾方舟把研究的重点转到脊灰病毒。1957 年，顾方舟等人紧跟国际研究形势，在我国首先建立起猴肾单层上皮细胞的制备和培养方法，制备脊灰病毒三种类型的免疫血清，并制定病毒分离和定型的方法。

1957 年夏，上海发生脊灰流行，顾方舟等人从临床确诊和疑似脊灰的住院患者中收集到 726 份粪便标本，取其中的 344 份分离病毒，分离出病毒 140 株。经过定型，确定为脊灰病毒的为 116 株。

在了解到索尔克的研究进展后，顾方舟等人也开始尝试研制脊灰病毒灭活疫苗，但因对疫苗的检定及效果存在不易攻克的难关而暂时终止研究。

为了更快地推动脊灰病毒及相关疫苗的研究，1958 年，时年 32 岁的顾方舟被调入中国医学科学院病毒学研究所，任脊灰研究室主任。第二年 3 月，卫生部决定派顾方舟等人赴苏联考察脊灰灭活疫苗生产工艺。在考察期间，顾方舟了解到美苏两国正在合作研制脊灰减毒活疫苗。他查阅了当时所有能查到的资料，比较了两种疫苗的优劣，认为根据我国国情，若想消灭脊灰，采用"活疫苗"的技术方法更好，因为灭活疫苗的生产和采用普遍注射的方式来免疫接种是我国财力、物力和人力所难以承受的。所以，他主动向中国医学科学院提出报告，建议我国走"活疫苗"研制的技术路线，这项建议被采纳。顾方舟的建议具有科学预见性，为我国消灭脊灰提出了十分重要的指导意见。

为建设脊灰疫苗研究生产基地，1964年，顾方舟被任命为中国医学科学院医学生物学研究所副所长，负责脊灰疫苗的研制。

在"活疫苗"的制造技术方面，与灭活疫苗最大的不同在于疫苗安全性检测和判定上。1959～1961年，在顾方舟的领导下，北京、昆明两地分别制备了9批活疫苗毒种和疫苗，共2000万人份，活疫苗的安全性要用猴脑内及脊髓内注射后的临床及病理学分析来判定。当时，国际上既无活疫苗参考标准品，也无统一的判断标准，尤其是病理学的判断标准，因此，必须建立我国的标准。顾方舟团队进行疫苗的猴脑内注射实验，对脑内注射技术操作进行了详细规范。

自行研发和生产的脊灰疫苗需要志愿者进行临床试验，而脊灰疫苗的实验对象需要是儿童，最开始让谁进行试验呢？每个孩子都是父母的宝贝，没有哪个父母愿意让孩子作为风险不明的实验对象。

然而时间紧迫，顾方舟必须尽快找到解决方案。最后，他把突破口放到了自己才刚刚满月的儿子身上。于是，瞒着妻子，他偷偷地让儿子吃下新研制的疫苗[10]。所幸孩子并没有出现任何问题，妻子知道真相后，尽管十分吃惊，也理解他的良苦用心。

1960～1961年，顾方舟团队在北京、上海等15个城市对450万名7岁以下的儿童进行活疫苗安全性、免疫原性① 及流行病学效果的研究。对40万名口服活疫苗儿童进行观察，没有发现由于服用疫苗发生麻痹型脊灰的情

---

① 免疫原性是指能引起免疫应答的性能，即抗原能刺激特定的免疫细胞，使免疫细胞活化、增殖、分化，最终产生免疫效应物质抗体和致敏淋巴细胞的特性。

况，且服用疫苗后的不适反应轻微。血清学研究表明，疫苗的免疫原性良好；从流行病学分析来看，疫苗对各地脊灰发病率及流行规律产生了显著影响，与 1959 年相比，各地发病率下降到原来的 1/10～1/2。未服疫苗组比服疫苗组的发病率高 7～20 倍，流行季节高峰变得不明显[11]。

在我国，想全面消灭脊灰必须使偏远地区的儿童都能吃上疫苗。但液体剂型的疫苗服用时需稀释，稀释后疫苗在常温下易失效。因此，使偏远地区的人们服用疫苗很不方便，且浪费较大。顾方舟等人研制出一种新剂型——糖丸疫苗冷加工的配方，不但保存了稀释后疫苗的效力，而且在常温下保存时间长，家用冰箱中即可保存两个月。经 1963 年试验应用，其效果与液体疫苗相同。糖丸疫苗成为我国消灭脊灰的强大"武器"。

1964 年，顾方舟等人制定出活疫苗脑内安全试验临床及病理学判断标准。并且在活疫苗生产、检定和人群中试用的经验基础上制定出我国脊灰口服活疫苗制造及检定暂行规程，同年上报卫生部批准执行。从此，脊灰活疫苗正式投入生产。

其实从 1963 年开始，我国每年冬季的大规模免疫接种活动已开始使用口服脊灰疫苗。在一些病毒学专家看来，我国之所以能够消灭脊灰，及时提供充足、价廉、安全、有效、服用方便的疫苗是其关键条件。因此，我们永远不能忘记顾方舟做出的巨大贡献。

1988 年，世界卫生组织提出在 2000 年实现全球消灭脊灰的目标，尽管目前该目标没有完全实现，但自那时起，全球脊灰发病数下降了 99%。

中国最后 1 例本土脊灰野生病毒感染发生于 1994 年。2000 年，包括中国在内的西太平洋地区被世界卫生组织确认为无脊灰地区，这是公共卫生史上的一个里程碑。

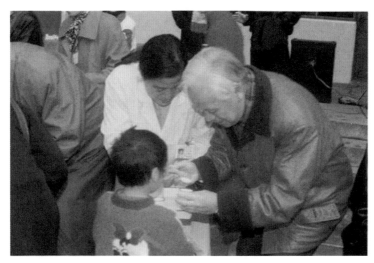

1999年，顾方舟（右一）与世界卫生组织专家在广西督导消灭
脊灰工作时，给儿童喂服糖丸疫苗

像天花病毒一样，脊灰病毒的自然宿主是人，并且没有慢性病毒携带者。理论上讲，只要控制住人-人传播，脊灰就有可能成为继天花之后第二个被人类彻底消灭的传染病。但现实情况往往要复杂得多，这导致"全球消灭脊髓灰质炎行动"在取得重要进展的同时，也经历了很多挫折。原本计划在2000年彻底消灭脊灰的目标至今未实现：1988年，世界卫生大会承诺要在全球消灭脊灰时，当时有超过125个国家存在脊灰流行；而到2012年，世界上仅在阿富汗、尼日利亚、巴基斯坦等国家仍有野生脊灰病毒感染流行。

在进入21世纪后的第一个十年内，全球脊灰发病总人数在450～2000例波动，这意味着脊灰病毒的大范围流行已经得到控制。

艾滋病的蔓延与治疗曙光

艾滋病被人类社会所知晓并没有太长时间。

1981 年 6 月 5 日，美国疾病控制与预防中心报道，加州大学洛杉矶分校医学中心发现一例男性患者有奇特的疾病，同时美国疾病控制中心发表的"病死率和发病率周报"第一次报道了一种"可能是细胞免疫功能紊乱"的疾病。1982 年，这种新发现的疾病被正式命名为"获得性免疫缺陷综合征（acquired immunodeficiency syndrome，AIDS）"。

1985 年 6 月，在第 39 届世界卫生组织大会上，世界卫生组织宣布艾滋病病毒以 HIV 命名，即人类免疫缺陷病毒（human immunodficiency virus）。HIV 进入人体后会严重破坏人体的免疫系统，人的免疫系统一旦受到严重破坏，不但免疫能力会下降，无法抵抗一些病毒的侵染，而且原本隐藏在体内的一些病毒也可能大量繁殖导致人体发病。

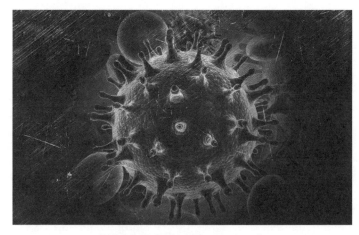

艾滋病病毒（图片来源：Pixabay）

此前的 1983 年 3 月，法国巴斯德研究所的吕克·蒙塔尼（Luc Montagnier，1932～至今）等成功分离到"淋巴腺病相关性病毒"（LAV，即之后被命名的 HIV）。自此，一直在进行病毒研究的曾毅（1929～2020 年，1993 年当选中国科学院院士）开始关注并跟进 HIV 的相关研究。

此时的曾毅，虽已年过半百，但研究热情依然高涨，同当年一心深入鼻咽癌的研究一样，他又全身心地投入到艾滋病的相关研究中。

曾毅预感，艾滋病会成为一种重型传染病，将会带来极其严重的影响，中国的有关研究和预防必须尽快跟上。一方面，他密切关注国外的研究动向，积极进行知识与技术储备；另一方面，又积极开展相关调查研究工作，警惕艾滋病的传入。

不久后，曾毅就带领团队制备出 HIV 诊断试剂，建立血清学检测方法（免疫酶与荧光检测法）。

1984 年，曾毅团队开始开展针对艾滋病的血清学检测，他们收集不同地区正常人群的血清，做了近千份血清学检测，涵盖城市与农村地区，未曾在我国发现 HIV 阳性患者。

但在 1985 年，曾毅与浙江省人民医院、浙江省卫生防疫站合作调查，通过实验室研究发现，1982 年美国一家医药公司所赠送给浙江省人民医院的第Ⅷ因子血浆制品中的一个批号制剂存在问题。

第Ⅷ因子血浆制品一共注射给 19 位血友病患者，注射时间从 1983 年到 1985 年，研究人员把这些病人找到后一一进行血液检测，结果发现 1983 年同一个批号制剂注射的 4 位血友病患者感染了 HIV，其他人的检测结果显示为阴性，没有被感染。该结果表明，HIV 在 1982 年就随被污染的血浆制品来到中国，1983 年已经感染了中国公民。

在曾毅团队正式发表报告前的 1985 年 6 月，北京协和医院在中国发现首例艾滋病患者。当年的 6 月 4 日，北京协和医院接诊来华旅行却突然病倒的一名美籍游客。在对该游客进行常规检查时，医生发现这位病人的免疫系统似乎已经全线崩溃，任何抗感染药物对他都无济于事，尽管医护人员采取各种治疗方案，可这位患者的体温居高不下。于 6 月 6 日上午 10 时许，因呼吸衰竭抢救无效死亡，此时距离其入院只有 40 个小时。这样的状况让医生倍感疑惑，医生意识到，这极可能是我国还不曾发现的新型疾病。

患者去世后，北京协和医院感染内科的王爱霞教授通过该患者留下的随身证件，联系到洛杉矶电话局，再通过电话记录找到患者曾经的主治医生后才知道，患者所患的正是艾滋病。

而后，曾毅研究团队的发现揭示了艾滋病传播的方式：输血是艾滋病传播的一种重要渠道。但此后相当长的时间里，由于信息相对闭塞，输血可传染艾滋病的风险并没有被社会高度重视。20 世纪八九十年代，我国部分地区的民众在输血过程中感染艾滋病，导致艾滋病在我国出现扩散。

1986 年，一名美国患者在云南因艾滋病死亡。得到消息后，曾毅立即赶赴昆明采集血样，并着手分离病毒。由于 HIV 十分危险，这项工作本应在生物安全三级实验室中进行，但由于当时我国并无此级别的实验室，曾毅就在一间简陋的实验室内，在普通的接种柜中，戴上医用手套分离病毒。最终功夫不负有人心，1987 年，曾毅成功分离出中国第一株 HIV（HIV AC 株），并通过流行病学的研究，用分子生物学的方法做出快速诊断试剂，从而建立针对 HIV 的快速诊断方法。随后，团队研发出的快速诊断试剂盒也获得卫生部的批准，制备试剂供应全国，使我国在艾滋病发现早期就有了相应的诊断试剂。

同时，为加强艾滋病的检测和防治工作，经原卫生部批准，在中国医学科学院病毒学研究所成立"全国艾滋病检测中心"，为疑似艾滋病患者进行权威检测。

研究人员很快就感到中国防控 HIV 传染面临形势的严峻性。1989 年 10 月，云南省卫生防疫部门在中缅边境检测过程中发现了 146 名艾滋病感染者，感染原因是静脉注射吸毒。这意味着从那时起艾滋病在中国已经出现本土传播病例。

自艾滋病被发现以来，各国研究者都在寻找不同的治疗方案。虽然这种疾病可以利用抗反转录病毒药物控制，但到目前为止无法治愈，也没有有效的疫苗可以预防。

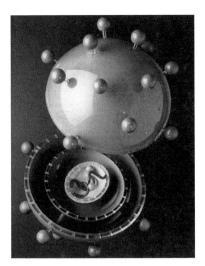

艾滋病病毒模型（图片来源：中国科学院微生物研究所）

不过，研究者并没有放弃研制艾滋病疫苗的可能，科学界的主流观点认为，只有开发出有效疫苗才能终结艾滋病的流行。

在 HIV 被发现后，全世界众多科研力量开始投入到对这种病毒的研究，以及对治疗药物和疫苗的研发中，但非常遗憾的是，目前仍缺乏根治 HIV 感染的有效药物，人类也还没有能够成功开发出可以应对这种病毒的疫苗。因此，对抗 HIV，通过科学防控避免感染依旧是最为重要的防控策略。

应对 HIV 感染的药物和疫苗也成为曾毅团队研究的重要任务。治疗并非易事，HIV 会破坏人体免疫系统，使人体丧失抵抗各种疾病的能力，从而发生难以治愈的感染或诱发肿瘤，最终导致患者死亡。更为可怕的是，与以往的病毒不同，这种病毒的变异性很强，变化多端的它很容易对药物产生抗药性，继而使治疗药物失效。

虽然艾滋病的治疗迄今为止还是一个难题，但可以从源头对其进行有效控制。一方面，艾滋病不像常见的流感等传染病，会出现飞沫传播等相对难以避免的传播方式，而是通过性传播、血液传播和母婴传播等途径传染，日常的握手、拥抱、共用餐具、公用卫浴或蚊虫叮咬等都不会造成感染。另一方面，艾滋病对环境的抵抗力较弱，高温、干燥和常用的消毒剂都能够把它"置于死地"。尽管治疗艾滋病的药物一直处在研究中，但一些病毒学家相信，就像曾经战胜鼠疫和天花那样，人类终究会战胜艾滋病。

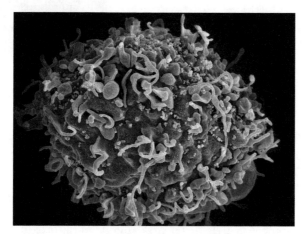

艾滋病病毒（黄色）感染人体细胞图示
（图片来源：Photo by National Cancer Institute on Unsplash）

曾经，在艾滋病刚传入我国，还没有准确中文翻译时，沿用的是新加坡等地的译法，被译为"爱滋病"，但此种译法易让人产生误解，混淆爱与疾病的关系，后来曾毅等人主张改为"艾滋病"，以降低产生错误认知的可能性，也让人们对"AIDS"有正确的认识。

多年来，有些人对艾滋病患者存在很深的误解，认为只要是艾滋病患者就一定是吸毒者、卖淫者或嫖娼者。实际上并非如此，虽然部分艾滋病患者确与违法行为及不良性行为有关，但还有一部分患者则与救护型输血有关。

曾毅曾介绍过这样一个家庭，母亲在剖腹产时因输血感染 HIV，她的孩子也未能幸免，更不幸的是，妻子又把病毒传染给丈夫，因为一次输血，整个家庭成员都变成艾滋病患者。因此，在看待艾滋病患者时，希望普通人能多一些宽容和理解，因为很多患者是无辜的，并且外界的态度对他们是否积极地接受治疗也具有一定程度的影响。

总之，不论是对于艾滋病传播途径的普及，还是对其预防及诊断相关知识的科普，均极其重要。曾经，泰国是艾滋病严重泛滥地区，但自从20世纪90年代起，大力开展宣传教育和采取干预措施取得了显著效果。与泰国相比，虽然我国对艾滋病的科学传播和教育工作起步较晚，但也取得了良好成效。因此，只要我们坚持以科学的态度和方法去应对，未来我国特定人群的艾滋病感染率会呈现逐渐下降的趋势。

人类与流感的较量

流行性感冒病毒简称流感病毒，包括人流感病毒和动物流感病毒，但在很长的时间里研究者并没有了解它们的"真面目"。1892 年，两名在德国柏林工作的微生物学家声称发现了导致流感大流行的细菌。他们称这种新细菌为流感杆菌。不久后，有人把这种流感杆菌以其中一位发现者——微生物学家理查德·法伊弗（Richard Pfeiffer）的名字命名为法伊弗氏杆菌。

不过，他们看到的只是假象。尽管这些流感患者身上有细菌的存在，但后来的研究表明细菌并不是造成流感的原因。相反，这些细菌是一种继发性病原体，在入侵人体时，人的免疫系统已被现在所知的流感病毒所击溃。

1928 年，一位名叫罗伯特·肖普（Richard Shope，1901～1966 年）的学者过滤了感染流感的猪的鼻咽部黏液，然后把滤液接种到健康猪的鼻咽部，结果使健康猪感染流感，这一实验证实流感是由病毒引起的。1933 年，英国学者威尔逊·史密斯（Wilson Smith）等人分离出流感病毒，正式确定了流感病毒是引起流感的罪魁祸首 [7]。

流感病毒曾经给人类带来极其深重的灾难，如 1918 年暴发的西班牙流感迅速席卷世界。当年 6 月的一份医疗报告对疫情暴发进行了详细地描述：

1918 年 5 月 28 日，在西班牙的瓦伦西亚出现了一种性质不确定的疾病。这种疾病的特点是患者发高热，但持续时间短，并且伴有类似于流行性感冒的症状。西班牙的其他城市也发现了多例疑似病例。

而后《纽约时报》的报道指出，一种新的疾病——"西班牙流感在整个德国前线广泛传播，无一人具有免疫力。在 1 个月之内，德皇本人也得了这种疾病。就像训练有素的军队一样，流感似乎有自己的战略战术，但这种战略战术极为隐秘。它不止一次袭击所有的战线，而第一批深受其害的人是士兵，他们曾经期望能参与一场别开生面的战斗……"

1918 年发生的西班牙流感，其实最先在美国暴发并扩散，后来向世界其他地区传播，但当时世界上很多国家对这次流感并未在意，有的国家甚至对这次瘟疫进行遮掩。所以很多人认为只是普通感冒。当时，只有西班牙媒体认为这次流感是一次灾难，而且当时的民众把这次流感称为"法国流感"。但不幸的是，时任西班牙国王也感染了这种流感，该流感开始被称为"西班牙流感"。以今天的视角来看，这对西班牙并不公平。

西班牙流感在数月内席卷全球，据统计，在 1918 年就夺走了约 4000 万人的生命，其给亚洲造成的人口损失尤为巨大。后来的统计显示，西班牙流感在亚洲造成的感染人数和死亡人数远高于欧美——美洲和欧洲约有不到 400 万人死亡，而亚洲则有 2600 万～3600 万人死亡，其中仅印度就有约 1800 万人死于这场流感大流行。

一位印度人曾回忆西班牙流感大流行时的印度情形："恒河里全是尸体，我的妻子也在里面，没有足够的木材火化，这是我一生中最难忘的时刻，我的家人在眨眼之间就消失了……"据美国哈佛大学著名学者金斯利·戴维斯（Kinsley Davis）估算，印度在西班牙流感期间丧生的人数大约为 2000 万人，占当时总人口的 5%；印度在此期间的病死率高于 10%，仅次于非洲 18% 的病死率。

西班牙流感共有 3 个流行波段：第一波发生于 1918 年春季，类似于普通的流感；第二波发生于 1918 年秋季，是死亡率最高的一个阶段；第三波发生于 1919 年冬季至 1920 年春季，死亡率介于第一波和第二波之间。直到第三波疫情结束以后，人们仍不清楚这个灾难是由什么病原体造成的。

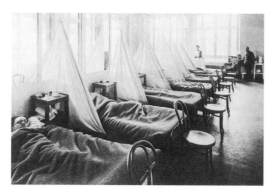

1918 年西班牙流感时期的照片（图片来源：Pinterest）

1930 年，美国研究人员从病猪体内采集的样本中分离出猪亚型流感病毒（H1N1）。接着在 1933 年，英国的数位科学家根据美国研究者的经验和方法，从流感患者体内分离出人亚型流感病毒，这是分离出的第一个人类流感病毒。而后，根据血清流行病学追溯研究，确定西班牙流感的元凶为 H1N1。鉴于此，西班牙流感也被称为猪流感。

20 世纪末，美国一些科学家对西班牙流感时期的墓葬进行考古挖掘研究，把死于 1918 年西班牙流感、葬在阿拉斯加地区加冻土层里的一具女性遗体挖出，取其病肺组织，提取流感病毒核酸，然后进行分析，同时还利用重新合成病毒技术，取得了一些进展：进一步确认西班牙流感为 H1N1 所致；但未发现该病毒具有特殊的高致病性基因，未能解释为何这种病毒会对人类造成如此严重的灾难。除此而外，人们对西班牙流感病毒究竟是猪流感病毒、人流感病毒，还是禽流感病毒等，依然疑惑重重。

今天我们已经知道，流感病毒可引起人、禽、猪、马、蝙蝠等多种动物感染和发病，这些疫病典型的临床症状包括急性高热、身体疼痛、显著乏力和呼吸道症状。流感病毒主要通过空气中的飞沫、易感者与感染者之间的接触或与被污染物品的接触而传播，一般秋冬季节是其高发期。

人流感病毒主要攻击人的呼吸系统，当机体细胞被入侵后，人的免疫系统会迅速做出反应，而流感病毒可以通过抗原性漂移或转变等方式，绕开免疫系统对它的识别和清除，这样它就可以不断地在人际间造成流感疾病的发生、暴发或流行。

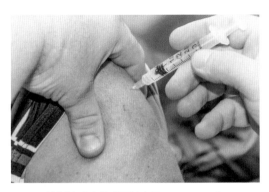

注射流感疫苗（图片来源：Pixabay）

流感病毒可分为甲（A）、乙（B）、丙（C）三型，近年来新发现的流感病毒被归为丁（D）型，目前相关研究还较为有限。尽管乙型流感病毒对人类致病性较强，但人们还没有发现乙型流感病毒引起过世界性大流行；丙型流感病毒只引起人类不明显的或轻微的上呼吸道感染，很少造成流行；与乙型、丙型和丁型流感病毒相比，甲型流感病毒的宿主多样、极易变异、跨物种传播频发，对人类的致病性高，并多次引起世界性大流行，也是引起新的人类流感大流行的主要病原。

到 2013 年，甲型流感依据流感病毒表面血凝素蛋白（HA）的不同可分为 18 种亚型，根据病毒神经氨酸酶蛋白（NA）的不同可分为 11 种亚型[12]。

HA 不同亚型可以与 NA 的不同亚型相互组合形成不同的流感病毒。

譬如，H5N6 与以往在禽类中流行的 H5N1 同属一个"家族"，H5N1 和 H6N6 重配后，可导致 H5N6 出现。有专家认为，尽管病毒重配是自然规律，但新病毒的出现需要时间与环境条件，如禽类混养、活禽市场销售模式等是导致病毒不断重配的重要原因之一。

甲型流感可以感染人和哺乳动物及禽类，H1N1、H2N2、H3N2 亚型主要感染人类，其他亚型主要感染禽类、猪、马，以及水生哺乳动物。在禽流感病毒中能够感染人类的亚型有 H5N1、H7N1、H7N2、H7N4、H7N9、H9N2、H10N8 等 12 种 [13]。虽然有这么多种能感染人的流感病毒，但我们也不必过于惊慌，因为人体感染禽流感病毒的概率并不高。

前些年出现的 H5N6 禽流感病毒对家禽具有高致病性，从监测情况及文献资料来看，目前 H5N6 病毒并未发生人传人的根本变异，也就是说，导致人感染和传播的风险较低，只能是通过禽—环境—人，或禽—人这样的方式传播，已经发生的病例属于偶发、散发个案，其密切接触人群并没有发病。

中国国家流感中心的专家解释，由于 H5N6 禽流感病毒不具备有效结合人体呼吸道上皮细胞的能力，只能在下呼吸道进行复制，所以基本不会出现持续有效的人传人现象，这是该病毒的病原学特征所决定的。

尽管 H5N6 在人群中蔓延的概率非常低，不会造成大规模传染，但这也并不意味着我们就可以对 H5N6 放松警惕，这种病毒的杀伤力并不能小觑。尤其需要警惕的是，H5N6"遗传"了 H5N1 的高致病性。2016 年初，广东省出现的一例 H5N6 感染者，患者从入院到死亡仅两天时间，病情进展迅速。截至 2016 年 1 月底，全球仅有的 6 例人感染 H5N6 禽流感病例，死亡 4 例，致死率达 67%。

流感作为一种古老的病毒性呼吸道传染病，它将长期与人类社会相伴，对于一些高致病性的病毒，人类丝毫不能放松警惕。时至今日，西班牙流感到底起源于何处，是何病毒？至今没有明确的科学论断。

流感依旧还有很多未解之谜，对于流感的防治研究，乃至预防措施，依然是医学界、病毒学界等领域研究者的重要课题。

疟疾与屠呦呦

2015 年 10 月 5 日，备受全球瞩目的诺贝尔生理学或医学奖在瑞典首都斯德哥尔摩揭晓，85 岁的中国女科学家屠呦呦成功折桂。由于在发现青蒿素和治疗疟疾的新型疗法方面的贡献，这位药学家挽救了数百万疟疾患者的生命，让青蒿素成为中国送给世界的一份"大礼"。

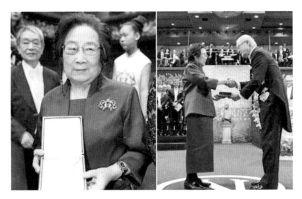

中国药学家屠呦呦获得 2015 年诺贝尔生理学或医学奖（图片来源：诺贝尔奖官网）

1930 年，屠呦呦出生于浙江宁波，她的父亲是一位中医大夫，父母取《诗经·小雅》中"呦呦鹿鸣，食野之苹。我有嘉宾，鼓瑟吹笙"中的"呦呦"来为五个孩子中唯一的女儿取名。这首诗的后文中就有"呦呦鹿鸣，食野之蒿，我有嘉宾，德音孔昭"。巧合的是，这个寄托了父母美好期望的名字，莫名中让这个女孩的命运与清香的"蒿"联系在一起。

屠呦呦在童年时曾患肺结核，这成为她立志投身医学事业的契机。1951年，她考入北京医学院（现为北京大学医学部）药学系学习。在大学里，她对植物化学、本草学和植物分类学表现出浓厚的兴趣。毕业后，她被分配到卫生部直属的中医研究院（现为中国中医科学院）工作，60 多年来，屠呦呦埋首于自己深爱的研究事业，在中国生物医学领域辛勤耕耘。

屠呦呦与青蒿素的故事始于 20 世纪 60 年代。

20 世纪 60 年代初，越南战争逐步升级。当时，引发疟疾的疟原虫对常用特效药奎宁产生耐药性，疟疾疫情再次肆虐，导致交战双方的作战部队人员大量死亡。

其实，疟疾并非一种新出现的传染病，人类对其记载已有 4000 余年历史，曾俗称"打摆子"，是由寄生虫导致、对人类危害很大的一种古老传染病。疟疾患者大多出现高热、畏寒等类似流感的症状，如果一直得不到治疗，甚至会出现一系列并发症并可能死亡。20 世纪，有 4 位科学家因对疟疾的相关研究而获得诺贝尔化学奖或诺贝尔生理学或医学奖。但当疟原虫对那时的常用特效药奎宁产生耐药性后，人们又陷入对疟疾的担忧。

为此，美国投入大量的人力、物力来研究疟疾，主要目标是寻找新型抗疟药物。其中，美国瓦尔特·里德国家军事医学中心从 20 世纪 60 年代末开始，约筛选了 20 多万种化合物以研制抗疟药物。而越南方面受条件所限，无力研制新药，于是请求中国帮助解决疟疾防治问题。

在国家领导人的关心之下，1967 年召开"疟疾防治药物研究工作协作会议"。此后，中方派研究人员进行了为期近两年的现场调查及实地救助。

1967 年的中国，经济依然困难，但推动疟疾药物的研发没有终止。在当时国家领导人的指示下，来自全国各地的科研人员汇聚北京，代号为"523"的项目就此启动。该项目组织了来自 60 多个研究机构和单位的 500 多名研究人员，短期目标是尽快研制出能在战场上有效控制疟疾的药物，长远目标则是通过筛选合成化合物、中草药药方与民间疗法来研发出新型抗疟药物。根据当时的统一部署，"523"项目被分为不同研究组：临床研究组赴疟疾疫区，观察先期研发出的疟疾预防药物的效果；中医药组一方面查阅文献，另一方面深入民间，寻找治疗疟疾的秘方和验方，还要采集中草药样品，有时还需在疫区就地试用以观察效果；化学合成药组则与药厂合作，进行合成、筛选新药的工作。

1969 年，屠呦呦临危受命，出任"523"项目中医研究院科研组组长，与军事医学科学院的研究人员一同查阅历代医药记载，挑选其中出现频率较高的抗疟疾药方，并实验这些药方的效果。

当时，全球都在寻找抗疟疾的新办法，但大家都没有找到理想的解决

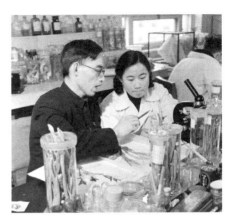

年轻时的屠呦呦在做实验

方法。此前，国内其他科研人员已筛选了 4 万余种抗疟疾的化合物和中草药，但都没有获得满意结果。在经过反复思考之后，屠呦呦决定从系统整理我国历代医学典籍着手。在浩如烟海的医学文献中，她和课题组成员如大海捞针，共筛选了 2000 余个中草药方，整理出包括青蒿素在内的 640 味中草药抗疟药方集。

但让屠呦呦感到疑惑的是，当她按照古籍内容利用现代医学方法检验青蒿提取物的抗疟能力时，结果并不理想。最初，青蒿提取物对疟原虫的抑制率约为 68%，但效果极不稳定，在一次实验中，它的抑制率只有 12%。为什么青蒿提取物在实验室里不能有效地抑制疟疾？为什么同样的提取物却得出差别极大的结果？屠呦呦继续在经典医籍中细细查看，葛洪《肘后备急方》中的几句话引起她的注意："青蒿一握，以水二升渍，绞取汁，尽服之"。原来，青蒿抗疟疾是通过"绞汁"，而非传统中药常用的"水煎"。她由此悟及，可能是"忌高温破坏药物效果"。

1971 年 10 月 4 日，经历 190 多次失败之后，屠呦呦终于把古人的话变成研究者的实验方案，成功地使用低沸点溶剂乙醚在 60℃下制取青蒿提取物，并在实验室中观察到这种提取物对疟原虫的抑制率很高 [14]。

为尽快付诸临床试验，屠呦呦与科研组两位同事主动以身试服，结果表明青蒿素对人体无毒无害。全国多家科研机构也相继积极投入到青蒿抗疟疾的有关研究中，并在临床试验中得到证实。"523 项目"办公室正式把青蒿提取物命名为青蒿素。1984 年，首次实现青蒿素的人工合成，一种极为有效的抗疟疾新药由此诞生。

不过，青蒿素并不是来自现在植物学中所说的青蒿，这种青蒿并不含有青蒿素。屠呦呦提取青蒿素的植物是植物学中的黄花蒿，因黄花蒿在中国古代中药典籍中被称为青蒿。植物学名称和药用名称不统一造成的混淆导致一些药物与现有植物名不一致的情况。

成功提取青蒿素的成绩并未让屠呦呦满足，她选择继续探索，1992 年，她又发现了双氢青蒿素，有效地解决了青蒿素成本高、对疟疾难以根治的缺点。这被认为是当时发现青蒿粗提物有效性的关键所在，虽然离最终研制青蒿素晶体尚有一段距离，但可以确定的是，打开宝藏的"秘钥"被她找到了，为攻克疟疾又向前迈进一大步。

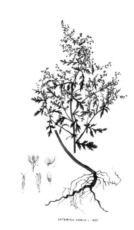

黄花蒿（图片来源：Wikimedia Commons）

很快，青蒿素治疗疟疾的方法引起国际社会的密切关注，并开始在国内外救治病人。随着青蒿素大规模投入生产，人类开始进入应对疟疾的新时代。

实践证明，青蒿素复方药物对恶性疟疾治愈率达 97%，其被饱受疟疾之苦的非洲人民称为"中国神药"，世界卫生组织于 2004 年正式把它列为治疗疟疾的首选药物。

根据世界卫生组织的报告，自 2000 年以来，已有数亿名疟疾患者在以青蒿素为基础的治疗方案中受益；在坦桑尼亚、赞比亚等非洲国家，以青蒿素为基础的联合疗法得到推广，近年来由疟疾导致的死亡率显著下降。

"呦呦鹿鸣，食野之蒿，蒿草青青，报之春晖"。屠呦呦，正如她父母期待的那样，与朴实无华却蕴含治病救人魔力的"蒿草"联系在一起，载入史册。

传染病防护器具和装置的演化

　　传染病一直是人类健康的大敌，在这场永不停歇地战争中，人们不断总结经验、教训，传染病防护观念得以产生，防护工具也不断演化。

　　公元前 430 年，古希腊雅典暴发了史无前例的瘟疫，推测导致近 1/4 的居民死亡。这场瘟疫是人类历史上记载较详尽的最早的一次重大传染病疫情。据史料记载，病人从头部高热等症状开始，随病情恶化而转移到胸部，然后伴随着腹部疼痛、呕吐和痉挛，出现肠道严重溃烂与腹泻症状。这种可怕的瘟疫到底是什么病，一直悬而未决。当时，30 岁的"医学之父"希波克拉底从希腊北部的马其顿王国冒着生命危险来到雅典，面部除了浓密的胡子略作遮掩，几无防护。

　　公元 1 世纪，古罗马人用动物膀胱表皮遮盖鼻子来过滤灰尘，以免在粉碎朱砂时吸入有毒的硫化汞。中国古代什么时候出现类似口罩的物品，目前无法确切考证，但根据有关文献的记载，早在西汉时期，为了防止自己的气息直冲对方，就有了"掩口而对"的礼仪。而后又发展到用丝巾或手帕来遮掩口鼻的做法。在元代，马可·波罗在《马可·波罗游记》一书中记述，"在元朝宫殿里，献食的人，皆用绢布蒙口鼻，俾其气息，不触饮食之物"。这样遮挡口鼻的绢布，类似口罩的作用。可以猜想，在中国古代社会一些被认为与瘴气有关的疫病发生时，这样的方式很可能也被用于防止感染。

　　现代口罩的发明，比较合理的说法是在 1897 年，德国病理学家莱德奇建议医护人员使用纱布罩具遮面以防止细菌感染。当时，莱德奇经过周密地观察，发现有些手术失败并非医疗技术原因导致的，而是医生在进行手术时通过讲话或呼吸，把口腔、鼻腔里的细菌传染给患者，以致出现不良后果。于是，他在做手术时用纱布把自己的口、鼻遮起来，从而使患者伤口感染率大大降低。之后，医用口罩在欧洲医学界逐渐推广[15]。

1899 年，法国医生保罗·伯蒂实验多次后，以六层医用纱布制成口罩，能够大大降低细菌的传播。这被认为是第一个现代意义上的口罩，之后口罩开始广泛应用于医疗过程。

不仅海外医学家研究出医用口罩，我国近代也有创造口罩的白衣先驱。1910 年席卷中国东北的鼠疫流行时期，负责疫情的总医官伍连德设计了一种用双层纱布制作的口罩，以此防止细菌传播，从而快速的阻止鼠疫的蔓延，这种在当时被广为应用的口罩，被称为"伍氏口罩"。凭借口罩防护和其他一系列举措，伍连德在短时间内就控制住了鼠疫疫情。

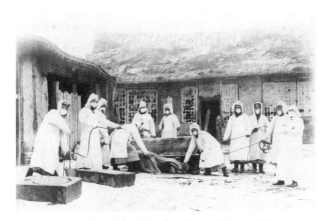

伍连德发明的中国第一款口罩——"伍氏口罩"

真正让口罩得到广泛应用的是第一次世界大战末期的西班牙流感。该疫情蔓延时，人们被强制性要求佩戴口罩，用两层纱布制成的"口罩"成为人

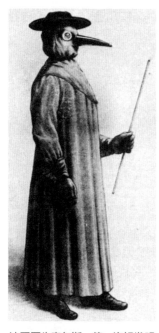

法国医生查尔斯·德·洛姆发明的全套防疫护具——鸟嘴服

们生活中的必需品。

在人类多次载入史册的传染病大流行时期，口罩在预防和阻断病菌传播方面扮演了重要角色。如今，人们已经深刻感受到，正确的选择和使用口罩是自我防护、避免感染新冠肺炎的手段之一。佩戴口罩可有效防止病原体通过呼吸道进入人体内的物理隔离方法，可在人际间达到双向防护的效果[16]。

除了口罩，医用防护服也是不得不提的重要防护装备。

一顶帽子、一副"鸟嘴"形的面具、一套几乎可以包裹全身的长袍……提到早期防护服，人们最容易想到的就是神秘的鸟嘴服。

1619年，法国医生查尔斯·德·洛姆（Charles de Lorme）为瘟疫时期的医生发明了一套护具：其外层涂蜡的长袍可以防止体液污染，大檐帽可避免患者贴近医生，最重要的是鸟嘴面罩，喙部填有薄荷叶、苏合香、龙涎香等材料，认为这样可以避免医生受到瘟疫侵害。

在这套装备中，医生在诊疗时还会使用一种木棒来检测病情，而不用直接接触患者。另有一种说法是，此木棒是香料，燃烧后可以消除鼠疫的"臭气"。

然而，今天家喻户晓的鸟嘴医生形象，由现实、虚构和谬误的碎片组成，与中世纪黑死病并没有关系。

《中世纪：史实和虚构》的作者温斯顿·布莱克（Winston Black）认为，虽然有大量原始资料和人工制品，证明鸟嘴服在17世纪后出现，但没有可靠的证据证明当时的医生在实际诊疗中穿着这种服装。根据现存不多的手稿、版画和书籍资料显示，中世纪黑死病时期的医生没有戴任何形式的面具，他们穿的是中世纪学者或绅士的典型长袍[17]。

一般认为，医用防护服起源于手术服。100多年前，医生做手术时大多穿着一种黑色外套，被认为是最早的医用手术服。当时，医生穿着这种防护服的目的并不是防护自身免受伤害，而是为了保护衣服不被患者血液或分泌物污染。

最初的医用防护服制作材料比较单一，选用棉料制作手术防护服。外科医生在手术过程中，发现这种材质的手术服在干燥时能阻挡细菌渗透，但手术服一旦被汗液等浸湿，防护服则无法抵挡细菌入侵。第二次世界大战时，因军事需要，美国军队研发了一种经氟化碳和苯化合物处理的高密度织物，经过处理后的高密度织物防水性大大增强。在第二次世界大战结束后，民用医院开始采用这种经氟化碳和苯化合物处理后的高密度织物作为医用防护服面料[18]。

20世纪80年代以后，随着HIV、甲肝病毒、乙肝病毒等血源性病原体①的出现，曾导致医护人员被感染的案例，人类对病原体认识不断深入，逐渐意识到自身防护的重要性，越来越重视医护人员在救治患者过程中可能受到感染的风险，医用防护服产业的发展得到重视。

2003年，我国在抗击"非典"疫情中，充分认识到医护人员面临的生物

---

① 血源性病原体是指存在于血液或其他体液的、能够引起人体疾病的病原微生物。

性职业危害。由于医护人员在治疗、护理、转运患者等环节中，因直接接触病人而被感染的现象十分普遍。于是，我国相关领域开始研发医用防护服。近年来，随着新材料不断研发，世界各国围绕医用防护服材料展开攻关，相继取得突破，促进了医用防护服产业的快速发展。

为防止感染，医用隔离防护眼镜也受到越来越多的重视。此外，为呼吸道传染病患者进行气管切开、气管插管等近距离操作时，可能发生患者血液、体液、分泌物喷溅现象，全面型防护面罩也成为传染科医生的必要装备。

此外，现在集防护手套、防护服、防护面罩、护目镜等为一体的一体化防护服装备也被研制出来，其不仅配备有送氧、排气装置，还设置有消毒、杀菌的功能，越来越广泛地应用在应对呼吸系统传染病的研究和治疗领域。

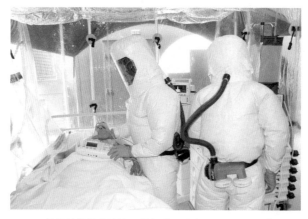

一体化的传染病防护服装备（图片来源：Pixabay）

负压病房也是应对传染病威胁的一种重要装置。所谓负压病房，是指在特殊装置下，让病房内的气压低于病房外的气压，这样只能使外面的空气流进病房，而病房内被污染过的空气不会泄露出去，通过专门的通道及时排放到固定的地方。如此一来，病房外的环境就不会被污染，从而减少外部人员被感染的可能性。

传染病负压隔离病房一般由病室、缓冲区、卫生区三部分组成。经过不断改进和完善，已经成为规范化防护装置，在应对呼吸系统的传染病中发挥着至关重要的作用。

总而言之，随着科学技术的发展，以及对传染病认识的不断深入，现在的传染病防护工具和装备也变得越来越先进与专业化，使之成为抗击各种传染病的有力武器。

参考文献

[1] 王海莉，吴俊，王斌，叶冬青.免疫接种与天花疫苗的发现者：爱德华·詹纳 [J].中华疾病控制杂志，2020，24（7）：865-868.

[2] 友光.拿破仑与牛痘接种法 [J].世界文化，2000（5）.

[3] 梁建中.青霉素之父：亚历山大·弗莱明的故事 [J].青少年科技博览，2004（6）.

[4] 沈湫莎.世界顶尖科学家论坛 WLA 主席科恩伯格：重大医学进步都源于"意外"，要解决难题，必须追寻对自然的好奇 [EB/OL].文汇网 2020-10-30. http://www.whb.cn/zhuzhan/kjwz/20201030/377254.html.

[5] 孟祥丽.1910—1911 年中国东北北部的鼠疫灾祸与沙俄 [D].哈尔滨：黑龙江省社会科学院，2008.

[6] 管书合.伍连德 1910—1911 年在东北防疫中任职"全权总医官"考 [J].史学集刊，

2018（6）：85-97.

[7]　莫然 . "鼠疫斗士"伍连德 [N]. 梅州日报，2020-02-27.

[8]　何宏轩 . 鼠疫，全是跳蚤惹的祸 [N]. 中国科学报，2014-07-25.

[9]　吴成胜 . 肝炎病毒的发现历程 [EB/OL]. 2019-08-18. https://m.haodf.com/touch/zhuanjiaguandian/
drwucs_8001193613.htm.

[10] 徐源 . 使命的召唤：顾方舟传 [M]. 南京：江苏人民出版社，2016.

[11] 一生一事：沉痛悼念病毒学家顾方舟老先生 [EB/OL]. 搜狐网 2019-01-03. https://www.
sohu.com/a/286276710_749000.

[12] Tong S, Zhu X, Li Y, *et al*. New world bats harbor diverse influenza A viruses[J]. PLoS Pat-
hog, 2013, 9: e1003657.

[13] 高福，刘欢 . 流感病毒：躲也躲不过的敌人 [M]. 北京：科学普及出版社，2018.

[14] 赵永新 . 屠呦呦：一生倾情青蒿素 [EB/OL]. 人民网 2017-01-09. http://scitech.people.
com.cn/n1/2017/0109/c1007-29008491.html.

[15] 邬时民 . 口罩何时用于医学？ [J]. 文史博览，2016（6）：32.

[16] 初艳慧，乔富宇 . 我国传染病个人防护装备应用现状及发展对策 [J]. 实用预防医学，
2020，27（4）：511-513.

[17] 李恪 . 鸟嘴医生：一个历史发明？ [EB/OL]. 澎湃网 2020-04-24. https://www.thepaper.
cn/newsDetail_forward_7116390.

[18] 陈铁兵，周淑千 . 医用防护服发展现状与趋势展望 [J]. 新材料产业，2020（2）：
16-20.

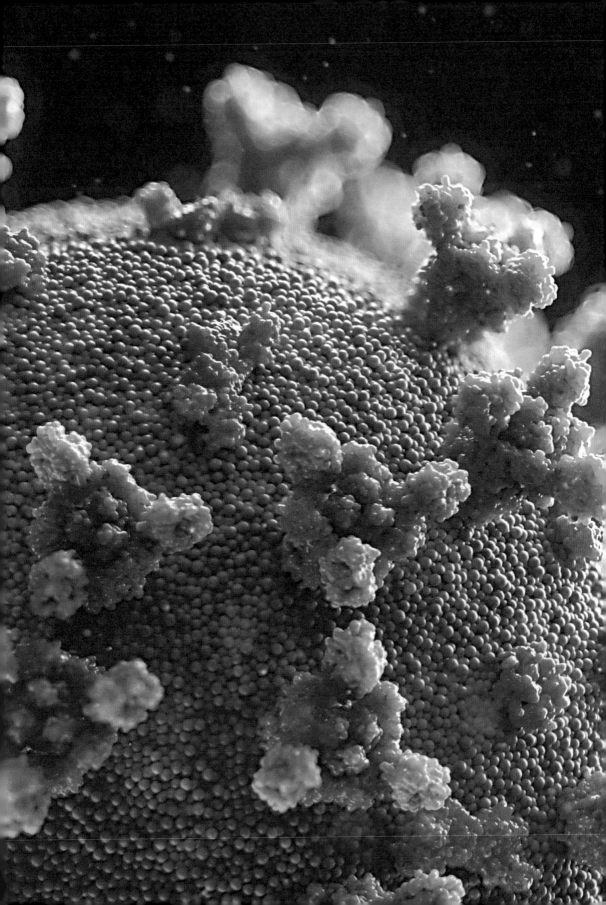

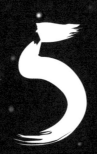

新型病毒冲击波

最近几十年，在一些病毒被根除或是得到有效控制之时，一些新型病毒也不断出现并袭击人类。埃博拉病毒、SARS 病毒、中东呼吸综合征病毒、SARS-CoV-2（新型冠状病毒）等都是典型的例子，人类又是如何与这些新型病毒带来的传染病进行斗争的呢？

埃博拉病毒的威胁

埃博拉病毒几十年来如同"死神的使者"，一直在非洲大陆时隐时现。这种能够引起人等灵长类动物发病，并且致死率很高的烈性病毒，1976 年在苏丹南部和刚果（金）的埃博拉河地区出现，致使当地民众感染病毒后患上埃博拉出血热，有的家庭甚至无一人幸免。此时，该病毒引起医学界一些人的重视，但大都对其束手无策。

3 年后，埃博拉病毒在苏丹的恩扎拉地区肆虐。随后十几年，埃博拉病毒又神秘地销声匿迹，似乎变得无影无踪。

1994 年 6 月，埃博拉病毒突然在加蓬明克伯、马科库地区及热带雨林地区出现疫情。同年，美国作家普里斯顿以埃博拉出血热的流行为背景撰写了一本名为《热区》的小说。这部小说曾畅销一时，引起很多公众对这种神秘病毒的关注。

此时，刚从牛津大学生物化学方向博士毕业的高福（现为中国科学院院士、中国疾病预防控制中心主任）大概没有预感到，若干年以后，他也会与埃博拉病毒"相遇"。

1995 年，好莱坞推出了由达斯廷·霍夫曼主演的影片《极度恐慌》，在银幕上再现了埃博拉病毒肆虐的恐怖景象，令众多观众首次感受到这种致命病毒的威力和威胁。此后的一些年中，埃博拉病毒如同恶魔，时不时地在非洲大地流行。

2014 年 3 月至 2016 年 1 月，一场以几内亚、利比里亚和塞拉利昂为中心的埃博拉病毒疫情迅速在西非地区蔓延，导致 28600 多人感染，死亡近 11300 人。

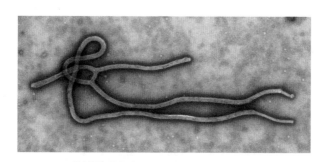

埃博拉病毒（图片来源：Wikimedia）

埃博拉病毒主要通过直接接触感染者的血液、器官、分泌物、其他体液及其污染物质传播，潜伏期可达 2～21 天，一般为 5～10 天。根据世界卫生组织的资料显示，感染埃博拉病毒后，感染者最初的症状是感到发热疲劳、肌肉疼痛、头痛、咽喉痛，随后会出现呕吐、腹泻、皮疹，以及肾功能受损和肝功能受损的症状，在某些情况下，还有身体内部和外部出血（如血液从牙龈渗出、排便时出血等），实验室检查结果显示，患者血液中白细胞计数和血小板计数偏低，以及肝脏相关酶升高。埃博拉出血热的致死率为

25%～90%，平均病死率约 50%。

埃博拉出血热的大规模暴发，让国际社会陷入恐慌。它为什么突然暴发？又因何消失不见？至今还没有确切的结论。

西非地区的经济和医疗条件相对落后，如果国际社会没有迅速采取措施从源头上防控埃博拉病毒的传播，将会给整个人类社会造成巨大的灾难。

在异常严峻的形势面前，我国也迅速展开行动。2014 年 9 月 16 日，中国派出第一批 59 名（后增至 62 人）经验丰富的医疗专家，赴疫情严重的塞拉利昂开展实验室筛查和留观工作。当时身为中国疾病预防控制中心副主任的高福作为首批援塞医疗队的负责人之一，挑起移动实验室管理的重任[1]。

此时，高福和他的团队成员对埃博拉病毒的研究已进行两年多。"病毒'旅行'不需要签证"，在预感到埃博拉病毒越来越严重的国际防控趋势后，2012 年，高福研究组就开始部署埃博拉病毒入侵机制探究的相关工作。那时，最受人关注的是禽流感和 MERS 病毒（中东呼吸综合征病毒），高福作为研究组负责人，也把工作重点放在这两种病毒上，但关于埃博拉病毒的研究工作已然展开。

高福无疑具有前瞻性的眼光，他所进行的早期研究为援助非洲和日后实现的重大研究突破打下了良好的基础。

2014 年 8 月，美国科学家发表了一篇文章，对塞拉利昂在当年 5 月底至 6 月中旬发现的 70 多位埃博拉出血热患者身上分离出的共 99 株病毒进行分析，发现埃博拉病毒的进化速度非常快，大概是过去 40 年分离出病毒的 2 倍，说明埃博拉病毒在快速变异，这是很多病毒学家没有想到的。

截至 2015 年年底，已经发现埃博拉病毒共有 5 种亚型：苏丹埃博拉病

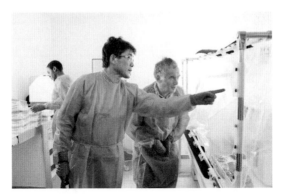

高福（左前）与英国专家蒂姆·布鲁克斯（Tim Brooks）在非洲实验室中指导工作
（图片来源：中国科学院微生物研究所）

毒、扎伊尔埃博拉病毒、莱斯顿埃博拉病毒、本迪布焦埃博拉病毒和塔伊森林埃博拉病毒。目前发现，除了莱斯顿埃博拉病毒，其余 4 种均会导致人类患病。

近几年的研究还发现，埃博拉病毒可以在康复者精液中存活长达 9 个月。而 2018 年 7 月 24 日，英国《柳叶刀》杂志上发表的一篇文章中显示，一名利比里亚的女性患者大概于 2014 年感染埃博拉病毒，首次发病一年后，可能仍把病毒传染给三名亲属。

研究人员发现，这名女子在 2014 年 7 月照料后来死于疑似埃博拉病毒症状的哥哥，随后出现相似的症状，但她当时没有寻求治疗。2015 年 9 月，该女子在分娩几周后，出现疲劳、呼吸困难等症状。医生猜测，怀孕和分娩可能导致她的免疫力下降，埃博拉病毒继而重新"发威"，而后又导致她的亲人感染。这名女子 15 岁的大儿子在 2015 年 11 月被确诊感染埃博拉病毒几天后死亡；她的丈夫和 8 岁次子同样感染埃博拉病毒，经过医生治疗后得以康复。在检查中，医生在这名女性体内、乳汁和她当时仅有两个月大的婴儿体内发现埃博拉病毒抗体，说明她先前感染埃博拉病毒并可能经由母乳传染给婴儿。

研究人员发现，从这名患者的丈夫、两个儿子体内提取的埃博拉病毒与利比里亚、塞拉利昂等国几年前的埃博拉出血热疫情中传播的病毒株有遗传相似性。

这篇文章的作者认为，该女性患者产后所患可疑疾病或许是因为埃博拉病毒再次被激活，但未做测试予以证实。这项研究似乎说明，感染者体内的埃博拉病毒在 1 年以后仍可以传染给他人。

伦敦大学卫生和热带医学院教授戴维·海曼（David Heymann）在所撰写的同行评议文章中提到，"埃博拉病毒藏在能够躲避人体免疫系统产生抗体的地方，所以必须警惕"。

埃博拉病毒还有众多秘密未被揭示。尽管众多研究者进行了许多探索，但埃博拉病毒的真实"身份"至今仍是个谜团。没有人确切知道埃博拉出血热疫情大规模暴发时，第一个受害者是在哪里感染的埃博拉病毒，也没有人知道埃博拉病毒在暴发后又潜藏在何处。

因此，针对埃博拉病毒的研究，需要全世界的研究者一同努力推进，加快研究进展。

SARS 突袭让冠状病毒受到关注

严重急性呼吸综合征（SARS）为一种由冠状病毒引起的急性呼吸道传

染病，在未查明病因前，曾被称为"非典型性肺炎"（简称非典），这是一种极具传染性的疾病。SARS 的潜伏期为 1～16 天，常见为 3～5 天，通常起病急、传染性强，以发热、干咳、胸闷为主要症状，严重者会出现呼吸系统衰竭，甚至死亡。

2002 年 11 月，SARS 病毒在广东省部分地区"现身"，后蔓延至亚洲、美洲、欧洲等国家和地区。因为这场疫情，让公众认识了中国工程院院士、著名呼吸病学专家钟南山。

2002 年 12 月 22 日，一位郭姓病人从广东河源市的一家医院转诊到广州医科大学附属第一医院（简称为广医一院）呼吸疾病研究所。当时患者出现双肺弥漫性渗出病变、呼吸衰竭，病情十分特殊。

钟南山很快就收到有关病例的报告。尽管已有 50 多年从医经验，他经过检查后，对这个患者的病情还是大吃一惊：病人的 X 射线透视显示，他的肺在三天之内全部变白，是重症肺炎的表现。

随后，接到河源市医院的消息——护送该名患者的随行医生和护士也出现同样的症状。钟南山等专家立即预感到这是一种不同寻常的传染病。他们一边组织力量抢救患者，一边向疾病预防控制中心上报。后经查实，这是广州市首例报告的非典病例。

接着让钟南山更加吃惊的消息传来，凡是参与救治该患者的医生均发病，症状与患者相同。多年行医经验及呼吸病学经验告诉钟南山，这极有可能是一种特殊的传染病 [2]。

而后，广东省内接连出现相似病例，截至 2003 年 1 月 20 日，中山市发现 28 例此类病例。1 月 21 日钟南山赶赴中山市，会同广东省卫生厅专家组，对患者进行会诊和抢救；22 日，专家起草《中山市不明原因肺炎调查报告》，首次把这一疾病命名为"非典型肺炎"[2]。随后，钟南山被任命为广东省非典医疗救护专家指导组组长。

2003 年 1 月 31 日正值除夕，广州市卫生局紧急下达一份文件，广医一院被指定为不明原因肺炎（非典）患者收治的医院。在钟南山等专家的指导下，当晚 12 时，广医一院在呼吸病治疗区建立全球综合性医院第一个专用的不明原因肺炎隔离病房，使不明原因肺炎患者得到及时有效的隔离治疗。

面对突如其来的疫情，民众感到恐慌，公共场所开始进行严格的管理措施，对发热人群进行筛查，使很多人对发热患者唯恐避之不及。但钟南山的态度不同，他说："病人的生命重于一切。医院是战场，作为战士，我们不冲上去，谁上去？"

那一年，钟南山已经是 67 岁的年纪。他不顾生命危险，夜以继日地工作，很快就累倒了，出现发热、肺部炎症的症状，这与非典患者的症状相似。

作为抗击非典的专家组负责人，钟南山知道自己若倒在救治一线，这会是对医护人员士气的打击，还有可能造成更严重的恐慌。但据观察体会，钟南山认为自己并不是感染非典，而是一般流感。他选择在家治疗，几天后，肺炎症状消失，他再次回到医院，开始和攻关小组全力以赴地钻研非典的救治办法。

由于当初 SARS 病毒传染性非常强，而且对这种病毒一直没有明确的结论，因此更加剧了人们的担忧。随着患者数量越来越多，广州市的一些医院不堪重负。钟南山主动请缨："把最危重的非典病人集中收治到我这里来！"

短短几天时间里，钟南山接收了 21 位危重病患，他亲自检查，制定救治方案。在别人对非典患者避之不及的时候，他抓起人工气囊为病人输氧，检查病人口腔等部位。

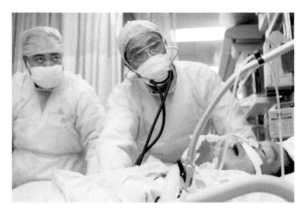

2003 年，钟南山救治非典患者

当时，有相关部门认为非典疫情的罪魁祸首是衣原体[①]，对此，钟南山表示怀疑：从过往的实践来看，衣原体是容易被治愈的，也不可能迅速地传播。他没有接受相关部门的结论，最终证实"非典"是一种新型冠状病毒。

但在非典疫情初始阶段，由于对这种新发传染病认识有限，防控工作没有在第一时间开展，非典已经有所扩散。

在反复思考后，钟南山认为应当让公众了解实情。随后在新闻发布会上，他明确告诉大家，病毒没有得到控制，当前连如何治疗都没有好的方法，而且不知道病源！他还表示，在治疗的过程中，医护人员的自身防护做得不到位，也是一大隐患。

---

① 衣原体是一种不同于细菌或病毒的细胞内寄生的原核细胞型微生物，细胞内没有形成核膜的细胞核，机体抵抗力低下时可引发肺炎。

正是因为钟南山不仅有高超的专业知识与经验，更敢于讲真话，使他成为最受公众信任的专家之一。钟南山团队当时坚持自己的原则和判断，对 SARS 病毒采取科学的防治措施，成为我国 SARS 诊治指南的基础，也使得广东省 SARS 病死率在全球位于最低，我国 SARS 的总体病死率也处于国际较低水平。这一经验被世界卫生组织认为对全世界抗击"非典"具有指导意义，后来成为通用的救治方案。

"非典并不可怕，它是可防、可治、可控的！"

很快，钟南山的声音传遍我国，社会的恐慌情绪变弱，这时的他，渐渐地成为人们的一颗"定心丸"。

为了战胜疫情，钟南山成立攻关小组，尝试各种方案，大力救治患者。随着治愈者越来越多、治疗方案的持续完善，我国抗击非典的"战役"取得胜利。

在全国一致努力下，这场突如其来的传染病疫情之所以没有愈演愈烈，这是因为有钟南山这样的医护人员奋战在一线，共同创造的医学奇迹。

经历 SARS 的侵袭后，病毒学家开始以全新的视角关注冠状病毒这个领域。冠状病毒属于套式病毒目冠状病毒科，是自然界广泛存在的一类 RNA 病毒，病毒颗粒呈球形或椭圆形，具有多形性，直径 60～220 纳米。因该病毒形态在电子显微镜下观察类似王冠而得名，在病毒中属于体型较大的"大块儿头"。但目前，人类对冠状病毒的研究还不够深入，而它对人类社会的威胁也超出人们的预料。

新冠病毒与冠状病毒"家族"

2019 年出现的新型冠状病毒肺炎（简称新冠肺炎）给人类社会带来了巨大损失，让我们再次深刻地认识到冠状病毒的"威力"。

引发新冠肺炎的是 SARS-CoV-2，它以迅猛的速度蔓延，造成全球大流行，带来的灾难与挑战超出人们的预料。

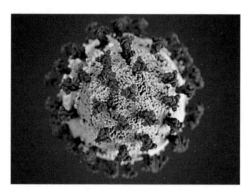

SARS-CoV-2 模型图（图片来源：Unsplash）

SARS-CoV-2 是一种先前尚未发现的新型冠状病毒，其潜伏期大多在 14 天以内，发现的个别案例会超过 14 天，其感染后患肺炎的临床表现为发热、乏力、干咳，并逐渐出现呼吸困难，严重者会出现急性呼吸窘迫综合征、脓毒性休克、代谢性酸中毒和凝血功能障碍等，如果不及时救治可能会导致患者死亡。研究发现，SARS 病毒也会对人的神经系统等器官或组织造成损伤。但 SARS-CoV-2 的部分感染者起病时症状轻微，也可无发热，有的感染者甚至不出现任何症状。

目前的证据都支持 SARS-CoV-2 的源头来源于自然界，国内外的一些研究表明，一些蝙蝠可能是包括 SARS-CoV-2 在内的冠状病毒的天然宿主，研究发现中华菊头蝠等少数蝙蝠物种携带与新冠病毒基因序列相似的病毒。

迄今为止，研究者从蝙蝠体内找到的病毒多达 4000 种，所以蝙蝠易成为"病毒散播者"。有很多人会问，为何蝙蝠不发病？很大原因在于，蝙蝠的体温高，让病毒难以适应。此外还有研究发现，蝙蝠拥有特殊的免疫系统，又因为蝙蝠是群居动物，病毒容易交叉感染，因此一只蝙蝠可能同时携带很多种病毒。

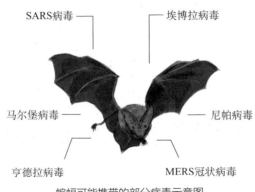

SARS病毒　　　　　埃博拉病毒

马尔堡病毒　　　　尼帕病毒

亨德拉病毒　　　　MERS冠状病毒

蝙蝠可能携带的部分病毒示意图

不过，目前尚无直接证据表明新冠病毒是蝙蝠直接跨物种传播给人类的，而且体内带有冠状病毒的蝙蝠有可能居住在远离人类社会的深山旷野。那新冠病毒的天然宿主是谁？它是如何打破人与动物间的传播障碍的？其中的原因依旧是一团迷雾。各国研究者依然在为寻找病毒源头的自然宿主和中间宿主而努力。

引发非典和新冠肺炎的元凶都是冠状病毒。它们在人际间的传播，造成传染病的流行，这提醒我们必须高度重视冠状病毒。截至目前，病毒学界把冠状病毒科分为 4 属，分别是 α、β、γ 和 δ 属，它们的共同特征是主要感染人、鼠、猪、猫、犬、禽类等脊椎动物，可引起人和动物的呼吸道、消化道和神经系统疾病，其中又以 β 属对人类危害最严重[3]。

冠状病毒最先于 1937 年从鸡的体内被分离出来。人类冠状病毒于 1965 年首次被发现[4]。现在已知的可以感染人的冠状病毒共有 7 型，即普通冠状病毒 229E、OC43、NL63、HKU1；SARS 冠状病毒（SARS-CoV）；中东呼吸综合征冠状病毒（MERS-CoV）；新冠病毒（SARS-CoV-2）。

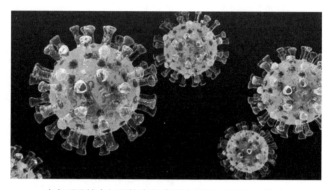

中东呼吸综合征冠状病毒（图片来源：Wikimedia）

中东呼吸综合征冠状病毒于 2012 年首次出现在沙特地区，之后在中东等地区传播，欧洲、非洲、亚洲、美洲等 20 多个国家和地区陆续出现人员感染。中东呼吸综合征冠状病毒的源头宿主被证明是蝙蝠，中间宿主是单峰骆驼，感染该病毒的人多会出现严重的呼吸系统综合征并伴有急性肾衰竭。据世界卫生组织公布的数据显示，截至 2015 年 5 月 25 日，全球累计确诊感染 MERS 共 1139 例，其中 431 例死亡，病死率达 37.8%。这些病例来自 24 个国家和地区，多集中在沙特阿拉伯、阿联酋等中东地区，该地区以外的确诊病例大多在发病前有过中东地区工作或旅行史。

中东呼吸综合征的潜伏期一般在 2～14 天，患者伴有发热、咳嗽、呼吸困难等症状，严重的病例会出现肺功能衰竭、死亡。目前尚无疫苗和特效治疗药物，但中东呼吸综合征的传染性相对不强。

其实在 2003 年之前，在人体内发现的冠状病毒只有两种，即在 20 世纪 60 年代发现的 229E 和 OC43，这两种病毒比较"温顺"，一般会导致轻微的呼吸道疾病。2003 年，SARS 病毒的出现，开始改变人们对冠状病毒的看法。当时，SARS 病毒在很短时间内就传播到全球 30 多个国家和地区，传染性很强。

之后，又相继在人体中发现 NL63 和 HKU1 两种冠状病毒。其中，NL63 是在 2004 年由荷兰学者首先发现的一种可引发呼吸道疾病的冠状病毒，在儿童及免疫力低下的人群中的感染率较高。这种病毒的致病性较低，一般引起呼吸道症状，类似普通感冒。HKU1 是在 2005 年被我国香港大学的研究人员发现的，它具有季节性，流行季一般在晚秋、冬季，其在人群中的感染率明显低于其他可导致呼吸道疾病的冠状病毒，但对于有基础性疾病和免疫抑制的患者，会加重症状并引起严重的呼吸道疾病。

相比其他冠状病毒，新冠病毒更具有杀伤力，如果疏于防范，因为其较强的传播性与致病性，会导致救治的挤兑效应，从而造成医疗资源紧缺，一旦出现这样的后果就会导致较高的病死率，并影响社会稳定。

和其他病毒一样，冠状病毒也要依靠寄生生存，因此离开了宿主细胞，病毒很难存活，也不能独立繁殖。一旦附着在宿主细胞上，如呼吸道上皮细胞，它就立刻活跃起来，开始入侵宿主细胞，利用宿主细胞物质进行自我复制，把宿主细胞当成"免费住所"，快速繁殖。

一般来说，病毒的复制是高度相似下的复制，但有时会出现变异。病毒

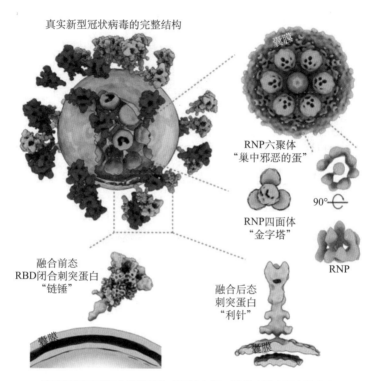

真实的新冠病毒全病毒结构（图片来源：清华大学李赛实验室）

变异很可能会使疫情防控变得更加困难。

新冠病毒已经出现变异让疫情更趋复杂。自 2020 年年底英国报告发现传播能力更强的变异病毒后，多个国家和地区又陆续报告变异病毒感染的病例，如印度出现的"德尔塔"变异病毒、南非出现的"奥密克戎"变异病毒，其传播速度更快、致病性更强。因此，加强疫苗接种等措施应对新冠肺炎疫情十分重要，以避免感染率，并降低致死率。

有研究者指出，新冠病毒的毒力也许在未来会不断弱化，但我们依然不能掉以轻心，在持续防疫的同时，也需要推进对冠状病毒的研究，更进一步了解其机理。

面对蔓延全球的新冠肺炎疫情，我国应对疫情的过程也变得越来越成熟，构筑起联防联控的网络，可有效阻止新冠病毒的蔓延和传播。

传染病是人类与自然的一场博弈。在实践中，专家总结经验：及时发现和救治传染病患者，应切断传播途径，保护易感人群。除此之外，政府的治理能力，政府与民众的互动配合也是战胜疫情、取得成功的关键因素[5]。

现在已经是"地球村"时代，世界前所未有地密切联系在一起，中国无法独自赢得这场"抗疫之战"的胜利。在传染病大流行的趋势下，全球协作是各国的共同选项，尤其是面对冠状病毒这样危害严重的病毒，其在进化过程中极易发生变异情况，传染力强的突变毒株传染性更强。因此，每一个国家和地区都应当强化公共卫生体系建设，通过早期预警、快速响应、精准防控来应对重大新发突发传染病。

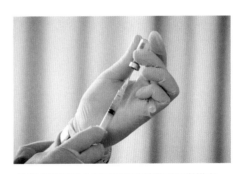

注射疫苗是抗击新冠肺炎疫情的重要举措之一
（图片来源：Unsplash）

根据一些专家的研判，新冠肺炎或将成为在全球或局部地区长期流行的传染性疾病，这迫切需要全人类携起手来共同面对这一严峻形势。

20 世纪以来，随着科学技术的发展和进步，人类已经进入快速发展时期，而随着交通更加便捷，发生大规模传染病流行的风险也越来越高。从某种程度上而言，新冠肺炎疫情即是敲响的警钟，也是一次预演。

虽然科学与技术的发展在某种程度上能够抵消传染病的危害程度，但希望人类为应对传染病所付出的代价越小越好。新冠肺炎疫情让我们清醒地认识到不能对传染病掉以轻心，尤其是面对目前未知或知之甚少的病原体。

参考文献

[1] 刘也良，白玉 . 高福：抗击致命病毒的斗士 [J]. 中国卫生，2016（2）.

[2] 张明萌，池卓纯，余佳 . 医者钟南山：医生看的不是病，而是病人 [J]. 南方人物周刊，2019-01-21.

[3] CORMAN VM, MUTH D, NIEMEYER D, et al. Hosts and Sources of Endemic Human Coronaviruses [J]. Adv Virus Res, 2018, 100: 163-188, DOI: 10.1016/bs.aivir.2018.01.001.

[4] CUI J, LI F, SHI ZL. Origin and evolution of pathogenic coronaviruses [J]. Nat Rev Microbiol, 2019, 17(3): 181-192.

[5] 张文宏 . 抗新冠一年回顾与展望 [EB/OL]. 凤凰网 2021-02-13. https://tech.ifeng.com/c/83pBjTvLLZk.

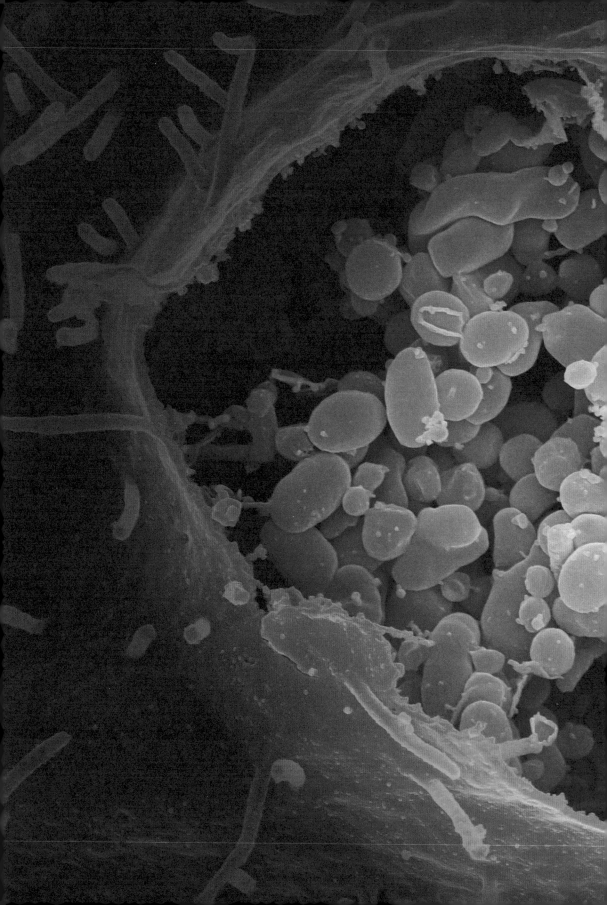

6 传染病知识问答

1. 什么是传染病?

传染病是由病原体引起的,能在人与人、动物与动物,或者人与动物之间互相传播的疾病。传染病的特点包括有病原体、具有传播性和流行性,有些传染病还具有季节性和地方性。

2. 什么是病原体?

病原体是指能够引起宿主发病的各类微生物和寄生虫的统称,其中微生物包括病毒、细菌、立克次体、支原体、衣原体、螺旋体、真菌、朊病毒等,寄生虫包括原虫、蠕虫等。由寄生虫引起的传染病也称为寄生虫病。

病原体广泛存在于自然界中,有些寄生于人体中。病原体也可能是正常的菌群,如肠道菌群等,也有致病可能。但如果机体遭到病原体侵袭、毒力较强,且免疫力低下时就可导致机体感染,如细菌感染、病毒感染、真菌感染等。

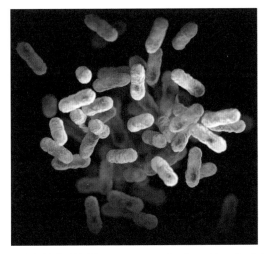

百日咳杆菌(图片来源: Photo by CDC on Unsplash)

3. 什么是病原体变异?

病原体变异是指病原体可因环境条件或遗传因素的变化而发生变异。病原体变异对传染病的流行、预防和治疗具有重要影响。

病原体变异主要包括耐药性变异、抗原性变异、毒力变异等。

耐药性变异指原来对某种抗菌药物敏感的细菌变得对该药物不敏感或耐受。这种变异是多种传染病流行不能被控制或复燃的重要原因。

病原体的基因突变导致病原体的抗原性变异,从而使疾病发生暴发性流行。例如,甲型流感病毒表面抗原变异频繁,每发生一次较大变异,即形成一种新的流感病毒亚型,人群因缺乏相应的免疫抗体而导致流感流行。

病原体的毒力变异可使其毒力增强、致病力增强;而其减毒株可制成疫苗,用于预防传染病。

4. 什么是宿主、自然宿主、中间宿主?

宿主是指能给病原体提供营养和繁殖场所的生物,包括人和动物。一些病原体(如伤寒杆菌、痢疾杆菌)只感染人,而有些病原体可以有许多宿主,如狂犬病毒可寄生在狗、狼、猫等动物体内,也会使人感染。

自然宿主是指为病原体提供长期稳定寄生环境的生物,但自身不会因病原体的感染而致病。

中间宿主通常是指天然不携带某种病原体,但可以被自然宿主携带的病原体感染,并能够向其他物种传播病原体的宿主。

5. 什么是疫源地?

疫源地是指传染源及其排出的病原体向四周播散所能波及的范围,即可能发生新病例或新感染的范围。它包括传染源的停留场所和传染源周围区域,以及可能受到感染威胁的人。

构成疫源地有两个条件:①传染源存在;②病原体能够继续传播。

在实际工作中,并不是每次都能清楚地划出疫源地范围,因此,为了更好地防止传染病传播,有时也会划出"疫点"或"疫区"。

疫点一般是指范围较小或单个传染源所构成的疫源地。例如,人为地把患者家或患者家附近作为疫点。疫区是指较大范围的疫源地或连成片的若干个疫点,如一个或几个村、街道等。

蝙蝠(图片来源:Photo by Clément Falize on Unsplash)

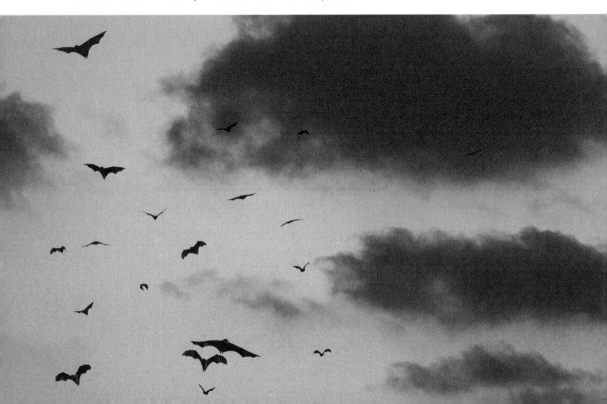

6. 人类和动物是如何患上传染病的?

直接接触。有些病原体只需人畜接触就可以直接从动物,甚至从环境传染给人类,如接触了携带汉坦病毒的老鼠或其排泄物等,人就易感染汉坦病毒。

通过中间宿主。还有一些病毒,从自然宿主传播到人类,还需要中间宿主的介入,如禽流感,就是通过家禽传染给人类,埃博拉病毒可能通过大猩猩等灵长类动物传染给人类。

病毒变异传播。不同宿主的细胞特性是有区别的,因此动物病毒传染给人需要突破宿主限制,才可以在人群中具备传染性。

从动物传到人类这一阶段,病毒需克服新宿主的免疫反应,才可发生传染。但有时也会出现病毒聚合酶缺乏校对功能,病毒 RNA 复制出错,引起突变,从而形成新的毒株。

7. 传染病的传播途径主要有哪些?

①呼吸道传播,主要通过空气、飞沫、尘埃等传播,如麻疹、白喉、非典等。

②消化道传播,通过食用受污染的水、食物等传播,如伤寒、痢疾等。

③日常接触传播,通过身体接触、用具交叉使用、环境传播等,如一些常见的消化道疾病、呼吸道疾病。

④虫媒传播,常见于以吸血节肢动物或昆虫等为中间宿主的传染病,如疟疾、斑疹伤寒等。

⑤血液、体液传播,如乙型肝炎、丙型肝炎、艾滋病等。

总之，影响传染病传播的因素非常复杂，自身免疫状况、传播方式、人群聚集情况、医疗保障措施等都会影响其传播。

8. 什么是传染病的潜伏期？

潜伏期是指从人接触病原体到出现临床症状时的时间。不同传染病的潜伏期不同。

9. 什么是传染病的传染期？

传染期是指传染病患者能够排出病原体的整个时期。传染期的长短可影响疾病的流行特征。传染期短的疾病，续发病例常成组、成簇出现；而传染期长的病例，续发病例常陆续出现，持续时间可能较长。传染期是决定传染病患者隔离期限的重要依据。

10. 在传染病中，什么是恢复期？

恢复期是指患者的临床症状消失，机体逐渐恢复的时期。此时患者开始产生免疫力，清除体内病原体，一般不再具有传染性。但有些传染病，患者在恢复期仍然可以排出病原体，具有传染性。

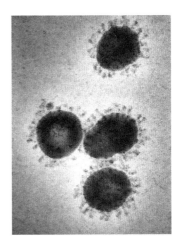

1975 年拍摄的禽感染冠状病毒电子显微镜图像（图片来源：Photo by CDC on Unsplash）

11. 什么是传染病大流行？

世界卫生组织将传染病流行分为 4 个阶段，

分别是地方性传播、暴发、流行、大流行。

地方性传播是指传染病处于比较稳定、可预测的状态，观察到的病例数与预期的病例数大致相同。该人群可能是集中于某一地的所有居民，如某个城市或国家等较大区域的传播，都可以列入地方性传播的范围。其特征是可防、可控，人们对该类传染病有较深入的了解，各类医疗设备、物资不会出现挤兑的情况。

暴发与地方性传播最大的区别是超出预期，疾病可能在短时间内迅速扩散，患者增加的规模比预期大，或者新发现一种未知的疾病，导致短时间内医疗物资匮乏，但疾病仍然局限于某一地区，没有造成大规模传播。

流行指的是疾病大范围的暴发，暴发的范围超过诸多地理限制，疾病在特定地区大量的人群中快速传播，达到流行的程度。

大流行是指某病的发病率显著超过历年平均水平，且迅速蔓延，短时间内跨区域传播，甚至跨越国界、洲界，形成大范围流行。这需要广泛关注和应对，如西班牙流感、鼠疫、甲型流感、非典和新冠肺炎的传播等。

12. 什么是超级传播者？

目前对超级传播者还没有统一的定义，根据世界卫生组织对非典超级传播者的定义，它是指一个感染者传染给十人以上的例子。

要判断一个患者是否是超级传播者，需要考虑病原体和疾病的作用方式、环境，以及病人在有限时间内的活动等复杂因素，而这些因素并不能仅以感染人数来判断。当免疫能力弱的人感染新冠病毒时，病毒在体内复制的次数比普通人多，即使他们减少了与他人的接触，也容易感染周围更多的人。

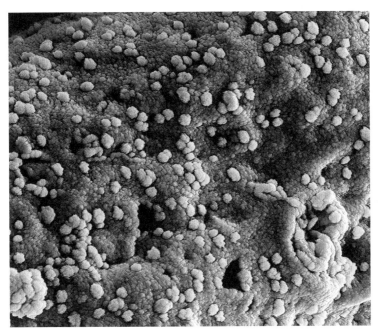

图像显示了大量黄色中东呼吸综合征冠状病毒颗粒相互作用部位的超微结构细节

（图片来源：Photo by CDC on Unsplash）

13. 什么是新发传染病？

新发传染病是指 20 世纪 70 年代以来人们新认识或新发现的能够造成地域性或国际性公共卫生事件的传染病。20 世纪 70 年代至今，全球出现 50 多种新发传染病。

新发传染病大致可分为三类。

第一类是疾病早已存在并被人类所认知，但并不知道它是传染病，如消化性溃疡。

第二类是病原体早已存在，但并未被人类所认知，近年来才被认知，如军团菌病、莱姆病、丙型肝炎等。

第三类是过去可能不存在，近年来新出现的人类传染病，如艾滋病、非典、高致病性禽流感及新冠肺炎等。

14. 传染病和遗传病的区别是什么?

传染病是指平行传播，是通过人与人之间的接触（可以是非直接接触）而传播的疾病。遗传病是指垂直传播，是通过亲代与子代之间而传播的疾病，遗传病通常是指 DNA 组成的具有遗传性质的疾病传给下一代。

需要注意的是，通过传播之后的传染病也可成为遗传病的一部分，如乙肝。与乙肝患者亲密接触而被传染，属于获得性乙肝，如果这时乙肝患者怀孕生子，胎儿可能受到影响而患有乙肝，这属于遗传性乙肝。

15. 什么是甲类、乙类和丙类传染病?

《中华人民共和国传染病防治法》规定，传染病分甲类、乙类、丙类，现在共有 40 种。

甲类传染病，为强制管理的烈性传染病，共两种，分别是鼠疫和霍乱。一旦发现，城镇必须在 2 小时内报告相关疫情，农村在 6 小时内向防疫机构报告。

乙类传染病，为严格管理的传染病，包括非典、艾滋病、病毒性肝炎、脊髓灰质炎、人感染高致病性禽流感、麻疹、流行性出血热、狂犬病、流行性乙型脑炎、登革热、炭疽、细菌性和阿米巴性痢疾、肺结核、伤寒和副伤寒①、流行性脑脊髓膜炎、百日咳、白喉、新生儿破伤风、猩红热、布鲁斯菌病、淋病、梅毒、钩端螺旋体病、血吸虫病、疟疾。2009 年甲型 H1N1 流感被列为乙类传染病，后并入丙类中的流行性感冒，2013 年把人感染 H7N9 禽流感纳入乙类，2020 年又把新冠肺炎列为乙类传染病（按甲类防控），故该类传染病由 25 种增加到 27 种。为严格管理传染病，要求城镇在 12 小时内上报乙类传染病，农村上报时效不超过 24 小时。

丙类传染病，为监测管理的传染病，包括流行性感冒、流行性腮腺炎、风疹引起的出血性结膜炎、麻风病、流行性和地方性斑疹伤寒②、黑热病、棘球蚴病、丝虫病、手足口病，以及除霍乱、细菌性痢疾和阿米巴性痢疾、伤寒和副伤寒以外的感染性腹泻病。监测管理此类传染病，在监测点内按乙类传染病方法进行报告。

16. 为什么有些传染病会有季节性？

传染病的季节性特点是指在不同的月份，不同传染病的发病和报告病例数有周期性增长或降低的特征。其原因在于，一是引起传染病暴发和流行的病原体或其宿主活动有季节性特点，如夏季虫媒传染病、秋冬季出血热、流感等；二是人类活动随季节变化而接触病原体的概率有季节性特点。

---

① 副伤寒是由副伤寒甲、乙、丙三种沙门杆菌引起的急性传染病。副伤寒甲、乙的临床表现与伤寒相似，但病情更轻、病程较短；副伤寒丙的临床表现较为特殊，可表现为轻型伤寒、急性胃肠炎或脓毒血症。

② 斑疹伤寒是由斑疹伤寒立克次体引起的一种急性传染病。鼠类是主要的传染源，以恙螨幼虫为媒介将斑疹伤寒传播给人。

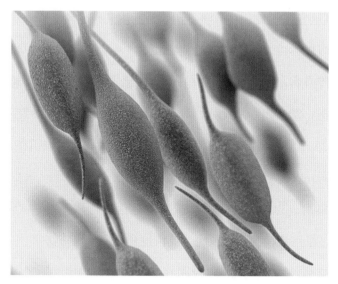

肺炎支原体（图片来源：Photo by CDC on Unsplash）

17. 传染病的流行环节有哪些？

无论何种传染病流行，都具备三个相互联系的条件，即传染源、传播途径和易感者。这三个条件被称为传染病的三个基本环节，当这三项同时存在并相互联系时，就会造成传染病的流行，缺少其中之一就难以发生。

①传染源。是指病原体已在体内生长、繁殖并能将其排出体外的人或动物。病原体是造成传染病的根本原因，没有病原体，传染病就不可能发生。

②传播途径。病原体需要通过一定的途径进入人或动物体内，如通过消化道、呼吸道、皮肤伤口、黏膜等部位进入机体，其中还可通过各种媒介物，如器皿、工具、昆虫、鸟、鼠、蚤等，以及不洁的手等，造成直接或间接的传播。

③易感者。不同种类的动物，对于同一种病原微生物的易感性是不同的。只有当病原微生物侵入有易感性的动物才能引起疾病，相反则不能致病。例如，猪瘟病毒只可使猪发病，而不会使牛、马、禽类发病。就是对某种传染病易感的动物也因性别、品种、年龄和健康状况的不同，易感性也不同。一般来讲，比较瘦弱和年龄较小的动物更易被感染。

18. 什么是传染病的易感人群？

易感人群是指对某种传染病病原体缺乏免疫力，容易感染该病原体的人群，主要包括以下几种人群。

①儿童及其家长。

②老年人。

③慢性病患者，如糖尿病、肾病或贫血患者会减弱个人避开传染病的能力。服药（如类固醇）的个体可能会压制其免疫系统发挥其作用，使个体更易受到传染源的侵害。而严重依赖药物的人，可能会因药物削弱其免疫力而易被病原体感染。

④与传染病患者在生活或工作上较接近的人。

⑤在通风条件差的环境中居住或工作者。

19. 什么是病原体的致病力？

致病力是指病原体侵入宿主后引起临床疾病的能力。一般认为，致病力的强弱取决于病原体在体内的繁殖速度、组织损伤程度，以及病原体能否产生特异性毒素。

20. 为什么接种疫苗可以预防传染病?

人类机体在接触病原微生物后通常会发生相应的疾病,这些微生物刺激人的机体产生特异性免疫反应,通过这种反应,人体可以产生针对这种病原微生物的抗体。这些抗体可以与体内的病原微生物结合并清除它们,以达到抵抗疾病的作用。

接种疫苗就是模仿这一机制。疫苗本身具有和病原微生物相似的可以刺激人体产生特异性免疫反应的能力,但又不会像病原微生物那样引起人体发病或只是轻微发病,在其体内产生相应的抗体,使其具有对相应病原微生物的抵抗能力。接种过疫苗的人如果接触到相应的病原微生物时,其体内的抗体就可以把入侵的病原微生物中和并清除,从而达到预防传染病发生的目的。

21. 预防新冠病毒为什么要戴口罩?

新冠病毒的主要传播途径是经呼吸道飞沫传播。口罩可以为患者有效阻挡喷射飞沫,降低飞沫量和喷射范围;还可以阻挡患者含病毒的飞沫被其他人吸入,能够有效降低感染新冠病毒的风险。

22. 什么是感染后免疫? 得过某种传染病后,就不会再次被感染吗?

感染后免疫是指免疫功能正常的人体感染某种病原体后,能产生针对该病原体及其产物的特异性免疫。

通过血清中特异性抗体的检测,可得知其是否具有免疫力,感染后获得的免疫力和疫苗接种都属于主动免疫;通过注射和从母体获得抗体而获得的免疫力属于被动免疫。

感染后免疫力的持续时间在不同传染病中有较大差异，有些传染病，如麻疹、脊髓灰质炎和乙型脑炎等感染后免疫力持续时间较长，甚至保持终生；但有些传染病的感染后免疫力持续时间较短，如细菌性和阿米巴性痢疾等。血吸虫等蠕虫感染后通常不产生保护性免疫。

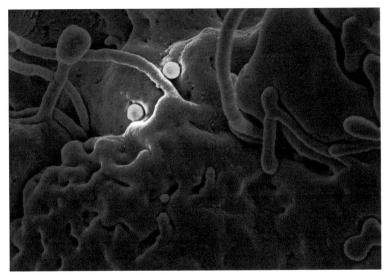

电子显微镜图像揭示了位于骆驼的上皮细胞表面（红色）的两种球形中东呼吸综合征冠状病毒相互作用部位的超微结构细节（蓝色）

（图片来源：Photo by CDC on Unsplash）

本书部分图片来源于网络，因条件限制无法联系到这些图片版权所有者，我们对此深感抱歉。为尊重创作者的著作权，请您与我方联系。

科学出版社

电话：86（010）64003228

邮编：100717

地址：北京东黄城根北街 16 号